時兆文化

觀念對了，
獲得健康好輕鬆！

編著／臺安醫院

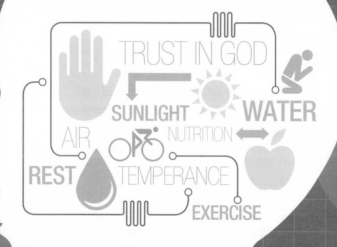

NEWSTART® 八大新生活

TRUST IN GOD

SUNLIGHT　　　WATER

AIR　　NUTRITION

REST　　TEMPERANCE

EXERCISE

《國家地理雜誌》揭開美國羅馬琳達長壽村的百歲祕訣！

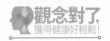

致謝

感謝參與本書撰寫及審訂的醫師群、專業人員及見證分享者。

撰文作者（按文章順序排列）

第 1 章

臺安醫院家庭醫學科主治醫師 · 翁珮瑄
臺安醫院健康事業發展部專員 · 蕭若妍

第 2 章

臺安醫院內科暨教學研究部主任 · 黃啟薰
臺安醫院家庭醫學科暨社區醫學部主任 · 羅佳琳
臺安醫院婦產科醫師暨策略長 · 周輝政

第 3 章

臺安醫院健康事業發展部營養師 · 劉怡里
臺安醫院健康事業發展部運動中心組長 · 楊安格
臺安醫院敦南兒童專注力中心技術長 · 廖笙光
基督復臨安息日會台灣區會健康部幹事 · 杜慕恆牧師

第 4 章

羅尹瑄、宋玉梅、陳良南、謝文亦，5 位新起點學員

第 5 章

香港港安醫院副院長 · 胡子輝
臺安醫院營養課課長 · 林淑姬

審訂者（第 3 章）

臺安醫院營養課課長 · 林淑姬（Nutrition 均衡飲食）
國立台灣大學體育室副教授 · 余育蘋（Exercise 適當運動）
臺安醫院家庭醫學科主治醫師 · 翁珮瑄（Water 充足水份）
臺安醫院皮膚科主治醫師 · 林祐鏞（Sunshine 適量陽光）
臺安醫院胸腔內科主治醫師 · 吳憲林（Temperance 節制生活）
臺安醫院家庭醫學科主治醫師 · 廖柏宜（Air 清新空氣）
臺安醫院家庭醫學科主治醫師 · 林欣穎（Rest 身心休息）

目錄

專文推薦

NEWSTART® 徹底改變生命與健康

克拉倫斯・伊恩 博士（Clarence S. F. Ing, MD, MPH）
美國加州威瑪健康與教育學院醫療主任
美國加州新起點醫療診所所長

　　本書的宗旨是要提供健康信息給有健康問題，或因長期被疾病所困，造成身體不適又花費不貲的患者。在我們所患的多數疾病與痛苦，實因不健康的生活型態所引起，故只需適當地改變生活型態，即可大大改善我們的健康狀態、減少時間和金錢的浪費，同時，也能維持身體的活力。

　　本書所倡導的原則是「新起點生活型態」（The NEWSTART® Lifestyle），也就是八大健康生活原則──均衡營養（Nutrition），以全穀類、豆類、水果和蔬菜為主的素食；持久且規律的運動（Exercise）；充足的水分（Water）；避免曬傷的適度陽光（Sunlight）；節制的生活（Temperance），並避免攝取對身體有害的物質，如菸、酒及含咖啡因的飲料或食品，以及控制食量；呼吸新鮮的空氣（Air）；充分的休息（Rest）；最後，信靠上帝（Trust in God）。這些原則都有完整的醫學實證及研究，並有數千人奉行這些原則之後所得到的臨床經驗，讀者可以看到

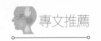

這些人，如何將這些原則實行在他們的日常生活中，而徹底改變了生命與健康。

當你將這些原則融入生活時，所得到的益處是你用別種方式都得不到的，並且你還可以開始享受上帝原本所賜給我們的健康生活，因為上帝期盼我們現在就能先體驗到永生的預嚐。本書盼望讀者能對其生活型態做必要的改變，因而享受並欣慰自己可以免於罹患那些嚴重影響現代人生活的慢性疾病，進而擁有幸福與健康的生命。

新起點生活計畫課程創始於 1978 年 5 月，從第一位學員進入美國加州威瑪 457 英畝園區內開始。直到今天，我們已經舉辦了 540 場課程，教育了數千位學員，見證這些人因為力行完整的健康生活型態，而在身、心、靈都得到療癒之喜悅。

新起點生活計畫對糖尿病、高膽固醇、高血壓、動脈硬化心臟病以及肥胖患者有很大的幫助，藉由奉行新起點八大生活原則，即可完全逆轉這些疾病對身體的危害，而實行最徹底的人得到的改善程度也是最明顯的。我們不是只教導學員們如何懂得這些原則，而且還教導他們如何實行，因為只知道如何去行是不夠的，必須在生活上真正的去執行這套原則，「知而不

行」對健康無濟於事！這個課程會如此成功的理由，就是我們帶領學員讓他們得到真正改變習慣和生活型態的力量來源。

與您分享一個成功的案例。隆恩在 1999 年 4 月來參加新起點的課程，當時他 68 歲，曾有過一次心臟病發作，同時，並患有持續 3 個月的心絞痛症狀，另外，他有 10 年糖尿病的病史，高血壓跟糖尿病神經病變也有 5 年之久，肥胖症更是超過 25 年。當他來參加新起點的課程時，體重是 120.5 公斤，最高記錄是重達 130.5 公斤，經過 18 天的課程後減了 7.4 公斤只剩 90.9 公斤，並且現在完全不需要服用任何糖尿病、高血壓和心臟病的藥物。14 年前當他來參加課程時，被認定只能再活幾個月而已，到如今已過了 14 年。它之所以能如此成功，其實就是持續在日常生活中謹守這些原則，而且相信上帝必定賜福。

我們的研究部主任比佛利・亨利（Beverly Henry）主任曾在《糖尿病衛教學會期刊》（Diabetes Educator, Vol 30:1）上發表一篇論文，他連續追蹤 217 位學員 3 個月，發現患有第二型糖尿病的學員，有 40% 不再需要服用任何藥物，而血糖仍是正常的。改變生活型態對健康真的很有效！

新起點生活型態對你的健康和生活品質帶來很大的影響，

只要愈早改變就感覺身體愈好，也省下愈多的金錢。趕快將這八大原則運用到你的生活型態，你將會擁有不易罹患心臟病、高血壓、腦中風、糖尿病、過重、肥胖和癌症等慢性疾病的美好生活！

專文推薦
您需要新起點！
香港港安醫院副院長／胡子輝

　　在您手上的這本書，是可以改善您健康的一本好書。若您希望體驗健康生活是怎麼一回事，請關注以下內容。

　　世界衛生組織公報，依據 2008 年的統計，全球有 3,600 萬人死於非傳染性疾病，即心臟病、中風、癌症、呼吸系統疾病和糖尿病；其中 60 歲以下的病死者佔 60%。尤其在現代化、都市化生活的國家民眾中，每十個死者中就有八位是死於非傳染性疾病。而導致非傳染性疾病的主要成因，往往來自於不當的生活方式及不良的生活環境，但「吸煙」、「嗜酒」、「不正確的飲食習慣」、「缺乏運動」這四項致病因素，完全可依照個人的選擇，來改善以上不當的生活方式。

　　本書所列舉的健康生活方式，就是針對非傳染性疾病的最好良方。新起點（NEWSTART®）健康生活方式是由八個健康生活原則組成，以八個英文字代表：Nutrition 均衡營養、Exercise 持久運動、Water 充足飲水、Sunshine 適度陽光、Temperance 節

制生活、Air 清新空氣、Rest 身心休息、Trust in God 信靠上帝。
您必須用心了解這八大健康原則的實證科學原理，當您經過認
知，再選擇去體驗，您所汲取的經驗將會是前所未有的震撼！
因為這正是我自己的經驗！

可惜，研究指出，在獲悉正確的健康生活方式信息或課程
後的民眾中，目前只有 4% 是知而後行的健康實踐者。無奈，不
良的生活習慣仍具競爭力和吸引力，從生活周遭各種不健康的
美食市場和電影廣告就可知其一二，故實踐健康生活方式並非
容易，需要相當的實證理據、可受性、可用性和持久性，才能
達成。

想想看，究竟有什麼原因可以促使我們去選擇要體驗「新
起點健康生活方式」，而改變舊有的生活習慣呢？以下幾點供
您思考：

1怕早死、怕受苦：尤其是家族中已有人罹患非傳染性疾
病，我們「怕」是正確的，也是一個好動機。預防勝於治療，
當我們見到家族中某人患癌症後的痛苦經歷或中風以致癱瘓的
難過，確實令人心痛、畏懼，那些病痛的確可怕，所以催促我
們決心要改變生活習慣。

②得解放、享自由：慢性病久纏，往往使人身心疲憊，希望一改生活習慣，不再被慢性病困擾，而享受健康的自由。

③享受另類生活的樂趣：天然飲食、運動、充足睡眠、信靠上帝等等生活方式，是另類的選擇，其中的樂趣，惟有曾深入比作較的人才能體現了解，例如：當經過一段放縱飲食、大吃大喝的日子之後，回復簡單天然多蔬果的飲食，前後比較自己的身心感受；當不眠不休的工作、打遊戲機或追電影劇集之後，安靜飽睡一天的身心前後的感覺；還有當學會信靠上帝，懂得放下擔子，不憂慮、不恐懼，因信靠而內心平安的感覺，實在是值得去學習和經歷。

親愛的讀者，若您注重健康，請勿錯失良機，親身體驗NEWSTART® 全新的起點，經驗健康的生活方式。研究證明，「新起點健康生活方式」會使您長壽，比起一般人，您可以多活十年有品質的生活。當您體驗過後，不單自己享受健康生活，更會協助家庭成員一起實踐，亦成為新起點健康生活「大使」，作見證、分享，推廣給更多的人。

專文推薦

新起點也是「心」起點

大金空調台灣總代理和泰興業董事長／蘇一仲

現代人的飲食追求色香味俱全，餐餐魚肉少蔬果，十分容易成為「三高」（高血壓、高血脂、高血糖）的一員。雖然我每天固定運動，但是難免應酬餐敘，故必須定期服藥，為此長期深受其害。即使身為臺安醫院的常客，知道新起點（NEWSTART®）課程，但「知道」不等於「做到」，一直蹉跎至今，遲遲未參加。

隨著年齡增長，我更能體會：「年輕時，用身體換一切；年老時，用一切換身體。」因此，今年7月底，毅然決然，排開所有的忙碌行程，到南投魚池，參與三天兩夜的新起點課程。透過老師的帶領，回歸最原始的食材——蔬菜不魚肉、粗食多纖維、清淡配佐料、慢活享生活，體會新起點 NEWSTART® 八大生活原則：Nutrition（均衡營養）、Exercise（持久運動）、Water（充分飲水）、Sunlight（適度陽光）、Temperance（節制生活）、Air（清新空氣）、Rest（身心休息）、Trust in God（信靠上帝）。僅僅3天，就瘦了2公斤！

　　說是「新起點」，事實上卻是「心起點」。課程結束之後，才是挑戰的開始。每天應酬在外，餐餐大魚大肉當前，垂涎欲滴，難以抗拒，好幾次想放棄，但念頭一轉，決定善用「六根」（眼、耳、鼻、舌、身、意）的功能。舌根雖然無法享受魚肉美味，但細嚼慢嚥的過程，可品嚐食材的原味，再加上眼根觀色、耳根聽聲、鼻根聞香、身根覺觸、意根想像，五根獲得滿足，享受又享瘦。

　　行動至今，雖時間不長，但對這新起點 NEWSTART® 八大生活原則，卻有了一番新體會。古有《黃帝內經》：「食飲有節，起居有常，不妄作勞，志閑而少欲，心安而不懼，形勞而不倦，故能形與神俱（身心靈），皆能度百歲而動作不衰」。從古到今，東西輝映，對長生不老的企盼，亙古彌堅，何處可得？「藥」這個字，已經給了答案。

　　「藥」，《說文解字》：「治病艸（草），從艸樂（一ㄠˋ）聲」，原義為解除病痛，使人舒服的草木材料。上方「艸」，表示天然的蔬果植物，下方「樂」，有三意，一為樂山，二為音樂，三為快樂，喜歡天然的景物，悅耳的聲音，帶來身心靈的快樂。用快樂「心起點」，展開生活「新起點」，則無事不樂，無處不藥！

前言
臺安醫院推動健康促進的理念
臺安醫院院長／黃暉庭

　　追求全人健康是 1948 年世界衛生組織（WHO）憲章之「健康」定義，也是全球公民的共同目標。

　　加拿大政府 1974 年提出「健康領域概念」，指出影響健康的四大要素，並制定拉隆德報告（Lalonde Report），大力推動「健康促進」（Healthy Promotion, HP）。1977 年第三十屆世界衛生大會決議，各國政府與世界衛生組織未來數十年之主要社會目標，是在 2000 年之前，所有人民達到——能過社會上與經濟上具生產力生活的健康水準（HFA 2000）。

　　1978 年，更提出了阿拉木圖宣言（Declaration of Alma-Ata）：全民健康（Healthy For All, HFA）的目標是社會正義精神之一部分，而基層健康照護（Primary Health Care）是達成此一目標之關鍵。1979 年，美國衛生總署的報告（Surgeon General's Report）第一次以「健康促進與疾病預防」（Healthy Promotion and Disease Prevention）為主題，指出 50% 死亡是由於不健康的生活型態。

　　1986 年世界衛生組織在加拿大渥太華召開第一屆國際健康促進會議，簽署「渥太華健康促進憲章」（Ottawa Charter for Health Promotion），更跨出醫療衛生體系，著眼於從全社區的角度促進健康，並且提出五大工作綱領：1訂定健康促進政策、2創造支持性環境、3加強社區功能、4教導個人技巧、5改變醫療照護的定位

　　健康促進主要針對三個族群：病人及其家屬、員工及其家屬以及社區，落實渥太華健康促進憲章五大工作綱領。有品質的健康照護是健康促進重要的策略之一，1對於病人及其家屬：我們必須重視安全、建立實證及背景文化不同的考量，健康促進不只是一項活動，必須蒐集資料整理分析建立實證，相互之間的學習觀摩也很重要。健康促進是開放式觀念，每家健康照護機構可以有自己的創意，以提供別人學習的機會。

　　2對員工及其家屬：我們必須建立職場安全，甚至健康的職場及減低職場壓力，所以支持性環境的建立相當重要，並且需重視員工老化所衍生的問題。3對社區：必須強化公共衛生之功能，營造健康社區，加強與社區聯繫，成為健康社會以及健康國家。

　　在 21 世紀，我們正面臨不斷的挑戰，因為慢性疾病的流行

病學、老齡化社會和氣候變化，使我們必須從整體照護民眾的腳步轉移到對環境持續的發展。「健康促進」是一門科學和藝術，幫助人們改變他們的生活方式走向最佳的健康狀態，可以透過各種方法，提高認識，改變行為並創建環境的組合，加速生活方式改變。

2020 年非傳染性疾病以及快速老化過程，將成為全球疾病的負擔，特別在發展中國家其非傳染性疾病約占 43%。在促進老人的健康，發病的壓縮已是一個重要的問題與政策，所以生活方式的變化與健康檢查是健康促進重要的光譜。健康促進是針對病人及其家屬、社區創造全人健康的理念，讓所有醫療產業的各個機構均能重視這個議題，並透過各機構的政策、組織架構以及承諾來宣導健康的重要性，教導民眾健康的技巧，並且提供一個支持性的環境，經由持續的合作來完成全人健康的目標。

從現代醫學來看癌症及慢性疾病的增加趨勢，堅持預防重於治療絕不是口號而已，完全是基於醫學的理念與使命，因為健康促進、預防保健才是真正解決慢性疾病及提供高附加價值的醫療，現代的文明病不能只依賴藥品及高科技，應積極促進健康的生活及健康社區的營造，這是臺安醫院不變的核心價值。

　　健康促進也是一個永無止盡的議題，有許多的目標仍待我們的加速努力與推動，而且從改變「意念」、教導「知識」、傳授「技巧」到國際網絡的經驗「交流」，仍是一條漫長的路。我們知道健康不只是關心社區，職場的健康仍然存在許多問題，包括員工的物理性傷害及心理上的健康，是目前未能獲得社會的普遍重視。健康的不對等也仍然存在，包括性別、階層，以及地理環境的差異性，導致醫療資源的取得不平均、尚未達到全民健康，這是我們未來努力的方向。

　　臺安醫院非常瞭解健康促進的重要，我們強調身心靈的健康，以投入更多的資源，並且超越只是應付醫院評鑑以及健保政策的思維，從一個醫療照護者的宏觀面來努力，創造民眾就醫的價值以及重新定義健康的意義。未來的重點是加強與政府部門之對話，配合政府提倡有益大眾健康的公共政策，將醫療資源導向疾病預防，解決醫療資源不足的問題。實證醫學的建立也是刻不容緩的問題，可以喚起醫療從業人員對健康促進的認知以及重視。這需要我們從教育、研究及學術機構密切合作，以及與醫院之間的經驗分享來完成，因為健康促進今天不做，明天更後悔！

　　臺安醫院的願景是提供全人照護，所以我們主張謙卑的服

務精神、疼惜病人、重視身心靈的健康、推動健康促進與預防醫學，以及強調醫人不能只是醫病而已，因為我們相信愛心、熱心勝於藥品及科技。回顧 70 年代台灣經濟起飛塑造醫療環境的改變，各個財團紛紛投入資源擴充醫療硬體設備，卻忽視醫療的核心價值，只重視財務的績效造成醫院財團化、連鎖化，以及速食化的生態，從此進入醫界的戰國時代，也導致今日健保政策財務方面的窘境。

臺安醫院 50 年來一直沒有忘記預防與療養的重要性，所以開始有保健衛教的使命工作，例如：減重班、清新戒菸班、糖尿病衛教班，這些已有 20～30 年之歷史，並持續至今。雖然國家醫療衛生政策也在近 10 年才開始重視保健療育，但臺安醫院有其前瞻性的看法與使命，就算這些工作對一個醫院財務的盈注並無實質上的幫助，而這仍是我們所一直堅持的使命，更在 1997 年推展新起點（NEWSTART®）健康生活計畫，是由八個健康生活原則組成：Nutrition（均衡營養）、Exercise（持久運動）、Water（充分飲水）、Sunlight（適度陽光）、Temperance（節制生活）、Air（清新空氣）、Rest（身心休息）、Trust in God（信靠上帝），希望藉由生活的教導，改善國人日益嚴重的健康問題，減少癌症、腦血管疾病、心臟病、糖尿病等非傳染性疾病，同時也可以減低醫療資源的浪費。

1 NEWSTART®
是一種健康型態

觀念對了，獲得健康好輕鬆！

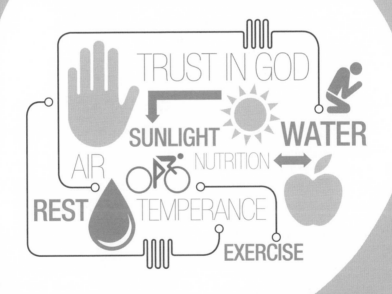

源自美國加州「威瑪學院」理論與精神

臺安醫院家庭醫學科主治醫師／翁珮瑄

「我要使他足享長壽,將我的救恩顯明給他。」(詩篇91：16)健康長壽的生活,是人人都渴望的。有句話說得好:「健康好比數字裡的『1』,而身外之物的財富、權勢、地位是數字裡的『0』;有了1,後面的0越多,就越富有。反之,沒有1,則一切皆無。這道理人人明白,但人們常是用盡心力去追求『0』,卻把最根本的『1』視作是理所當然。」

拜醫藥科技的進步,現代人的壽命已經愈來愈延長。然而,各種退化性疾病也隨年齡而增加,伴隨老化而來的失智症和失能,更使長期照護的需求更加迫切。另一方面,因不良生活型態、西方精緻飲食導致的文明病也迅速增加,肥胖、高血壓、糖尿病及各種癌症的發生年齡都有愈來愈年輕化的趨勢。還有其他許多人,雖然還沒有罹患醫學所定義的疾病,但由於長期身心的過度透支,處於「亞健康」的狀態,深受慢性疲勞及種種身心不適的困擾。

然而，以疾病為導向的現代醫療，往往只能在病人發病後再給予藥物或手術治療，對於慢性病大多也只能以長期藥物症狀緩解及降低併發症的機率，無法完全治癒。害怕失去健康的強烈恐懼，使許多人花了大筆金錢購買各式各樣的保健食品，期待只要服用靈丹妙藥就能讓自己青春永駐遠離病痛，但實際上卻是捨本逐末的行為。

有辦法在疾病發生前給予預防嗎？究竟要如何才能長命百歲，又活得健康、有活力、有尊嚴呢？

2005 年 11 月號 《國家地理雜誌》發表一篇〈揭開百歲人瑞長壽祕訣〉的文章，為了一探長壽的祕密，一群人口學家、醫學科學家和新聞工作者，長途跋涉來到全球最健康的三個地區。內文報導了這三大長壽族群：日本沖繩島（Okinawa）、義大利薩丁尼亞島（Sardinia）和美國南加州羅馬林達市（Loma Linda）的居民，而其中羅馬林達市的居民大多為基督復臨安息日會（Seventh-day Adventist Church，簡稱復臨教會）的信徒。雖然這三個地區分屬不同的地理位置與人種，但仍有一些共同的特性：他們吃大量蔬果和全穀類食物、重視家庭、有積極的人生觀、與外界保持良好的社會互動。尤其是羅馬林達市的復臨信徒過著以聖經為信仰基礎的單純生活，每週守安息日，使他

們雖身處高壓的現代社會裡，身心靈仍能得到安歇與平安。

追溯復臨教會對健康信念的起源，早在 19 世紀末，當時營養學還沒有具體成型的概念，甚至連醫學界都還不知道抽菸有害健康時，復臨教會的懷愛倫師母（Ellen G. White，1827-1915）便從聖經上領受了關於健康的自然律。懷師母提出：若要維護健康，飲食應當以五穀、蔬菜、水果、堅果等為主，這是創造主為人類所預備最好的食物。過多動物性食物對人體會造成負擔和傷害，餐桌上宜避免豐膩、過度加工的精緻食物。依最自然最簡單的方法烹調，盡可能保持食材的自然本色，便是最有益最養生的食物，可以使人遠離疾病、保持身心清爽有活力、頭腦敏銳。

懷師母也提到了節制身心的觀念：晚餐宜少吃，宜避免兩餐間的點心以減少腸胃負擔，應當避免酗酒抽菸、減少咖啡因等會刺激情緒和腸胃的食物，以及強調運動和充分休息的重要性。這些簡單清淡的飲食建議，與節制生活方式的提倡，對復臨教會信徒們影響深遠。

近數十年來，無數的科學研究都證實了這些觀念的正確性。美國羅馬林達大學於 1976 年起，針對 34,192 名加州復臨教友的

長期追蹤研究（The Adventist Health Study 1）發現：與一般加州
居民相比，男性復臨教友平均多 7.3 年壽命（圖 1），而女性教
友平均多 4.4 年壽命（圖 2）。其中，約有三成是全素食者，兩

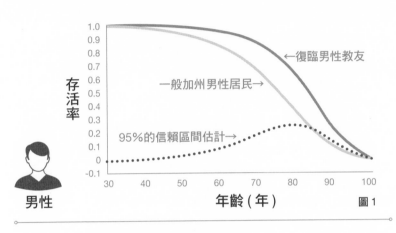

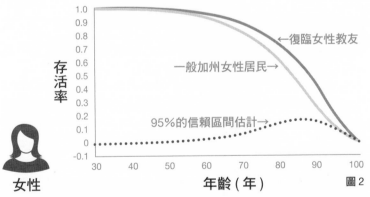

圖 1、2：1976 年針對 34,192 名加州復臨教友的長期追蹤研究：與一般加州居民
相比，男性復臨教友平均多了 7.3 年壽命（圖 1），而女性教友平均多
了年 4.4 壽命（圖 2）(註1)。

成是半素食者。有二成每週至少吃 5 次以上堅果，四成有規律
運動的習慣（一週至少激烈運動三次以上，每次至少 15 分鐘）。
研究還發現：良好的生活習慣，如規律運動、時常攝取堅果、
全素食飲食、保持理想體重，單獨任何一項都可增加約 1.5 ～ 2.5
年的平均壽命。尤其是選擇遵守所有上述良好生活習慣的人，
平均壽命不論男女都增加了大約十年[註1]。

第二波針對北美復臨教友的研究於 2002 ～ 2006 年間進行
（The Adventist Health Study2），共包含 22,434 名男性及 38,469
名女性。這次研究更進一步發現：動物性蛋白質攝取愈多，愈
容易肥胖（圖 3），以及增加糖尿病的風險（圖 4）[註2]。遵行
全素食（vegan）的人，比起奶蛋素（lacto-ovo-vegetarian）、吃
魚肉的半素食者（pesco-vegetarian），獲得的健康效益更高；尤
其是全素食者比起攝取一般飲食的人，得到糖尿病的風險降低
至少一半[註2]。從圖 1 ～ 4 得知，復臨教友不但罹患心肌梗塞的
機率是一般美國人的一半[註3]，也較少罹患肺癌、直腸癌、卵巢
癌和膀胱癌等多種惡性腫瘤[註4-6]。

另外，從復臨教友的研究中發現，素食者比起非素食者，
罹患各種慢性病的機率也較低，例如：失智症、過敏疾病和退
化性關節炎[註7-8]。醫療紀錄發現：這些素食者也比較少需要住

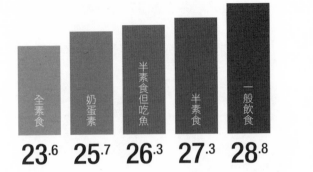

身體質量指數（BMI）

全素食 **23**.6　奶蛋素 **25**.7　半素食但吃魚 **26**.3　半素食 **27**.3　一般飲食 **28**.8　圖3

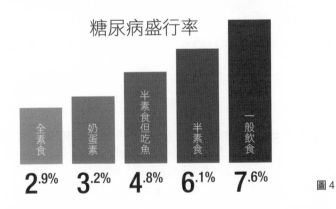

糖尿病盛行率

全素食 **2**.9%　奶蛋素 **3**.2%　半素食但吃魚 **4**.8%　半素食 **6**.1%　一般飲食 **7**.6%　圖4

圖3、4： 2002～2006 年針對北美復臨教會 22,434 名男性及 38,469 名女性的長期追蹤研究發現：動物性蛋白質攝取愈多，愈容易肥胖（圖3），以及增加糖尿病風險（圖4）^(註2)。

院、開刀或接受各種醫療檢查，每日需固定服用的慢性病藥物更比葷食者少了至少一半^(註8)。

以上這些研究結果陸續發表在世界知名的醫學期刊上，為
生活型態調整的益處提供了強而有力的科學實證（請見圖1～

冠狀動脈心臟病發生率

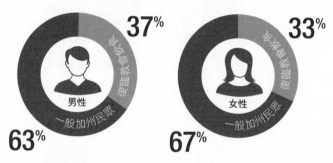

圖5：遵行復臨教會健康原則的加州教友，比起鄰近的加州居民，得到冠狀動脈心臟病的機率減少了一半[註3]。

大腸癌發生率

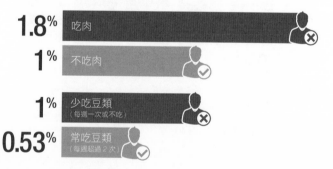

圖6：針對 32,051 名加州復臨教友，追蹤 6 年的研究顯示：一週至少吃一次肉的加州居民，比起完全不吃肉的人，得大腸癌的機率為 1.8 倍；反之常吃豆類者可以降低一半以上得大腸癌的機率[註4]。

6）。最令人振奮鼓舞的是：我們了解到罹患疾病並非單單取決於先天的遺傳而只能聽天由命，想要預防疾病邁向更健康的人生，也不需要依賴昂貴的醫療或化學藥物，只要自己願意在每天生活中選擇良好的飲食和生活型態，就可以實際經歷到這些明顯的益處。

　　然而，要作根本的生活型態調整，一開始並不是件容易的事，需要觀念的改變、專業人員的指導協助，以及良好環境的支持。為了提供一套完整的生活型態養成課程，於 1978年在美國加州創辦了威瑪健康中心（Weimar Center of Health Institute），由經驗豐富的醫師、護理師、營養師、運動教練提供課程與個別指導，供應營養均衡高纖低油的全蔬食，舉辦實用的烹飪課程教導大家如何在家置備健康飲食，以及放鬆身心的水療和舒壓課程，使學員可以在優美的自然環境中，親身體驗這種嶄新生活方式對身心帶來的益處。目前大家所熟知的NEWSTART® Lifestyle Program （新起點健康生活計畫），就是由當時參加第一梯次的醫師學員 Leo Van Dolsen 整合八項健康觀念，取其英文字的第一個字母而成，包括： Nutrition（均衡營養）、Exercise（持久運動）、Water（充分飲水）、Sunlight（適度陽光）、Temperance（節制生活）、Air（清新空氣）、Rest（身心休息）、Trust in God（信靠上帝）。

威瑪學院的 NEWSTART®（新起點課程）開辦後，引起了
極大的迴響，許多人不遠千里的來到那裡，為自己的健康尋求
一個嶄新的改變。統計發現，參加新起點課程學員的血壓、血
糖、膽固醇、體重顯著下降，而服用的慢性病治療藥物愈來愈
減少劑量，許多苦惱的症狀如關節炎、慢性疼痛等也有所改善，
生活品質量表也顯示學員感到更有活力。在課程結束後長達兩
年後的追蹤，發現仍有至少一半的學員能繼續享有由生活型態
改變帶來的益處。

臺安醫院透過威瑪健康中心的專業指導暨授權，在台灣台
北和南投舉辦國際性的「新起點健康生活計畫」；並在 1997 年
在南投縣魚池鄉成立「新起點健康教育中心」，已幫助數千人
重獲健康及慢性疾病之改善。健康，不必遠求！

參考資料

1. Fraser GE, Shavlik DJ: Ten years of life: Is it a matter of choice? Arch Intern Med 2001; 161(13): 1645-52.
2. Type of vegetarian diet, body weight, and prevalence of type 2 diabetes. Diabetes Care. 2009; 32(5): 791-6. Epub 2009 Apr 7.
3. A comparison of first event coronary heart disease rates in two contrasting California populations. J Nutr Health Aging 2005; 9(1): 53-8.
4. Dietary risk factors for colon cancer in a low-risk population. Am J Epidemiol. 1998; 148(8): 761-74.
5. Dietary risk factors for ovarian cancer: the Adventist Health Study (United States). Cancer Causes Control. 2006; 17(2): 137-46.
6. Smith-Warner SA, Spiegelman D, Yaun SS, et al.: Fruits, vegetables and lung cancer: a pooled analysis of cohort studies. Int J Cancer 2003; 107(6): 1001-11.
7. Giem P, Beeson WL, Fraser GE: The incidence of dementia and intake of animal products: preliminary findings from the Adventist Health Study. Neuroepidemiology 1993; 12(1): 28-36.
8. Knutsen SF: Lifestyle and the use of health services. Am J Clin Nutr 1994; 59(5 Suppl): 1171S-1175S.

臺安醫院新起點健康生活計畫實證

臺安醫院健康事業發展部專員／蕭若妍

　　近年來，科技及醫療的進步，逐漸轉變成高齡化的社會結構，平均壽命延長，人類死亡因素由傳染病轉向不健康行為與生活型態相關的慢性疾病，因此世界各國主要經濟國家耗費於慢性疾病的支出成本也逐年上升。慢性病帶來的風暴除了造成人類的死亡之外，甚至影響國家的醫療資源成本，若無法有效抑制，更可能拖垮整個國家的社會經濟，也因此疾病預防與健康生活的倡導在近數十年開始日漸盛行。

　　NEWSTART® 新起點健康生活計畫自 2005 ～ 2011 年於南投魚池「新起點健康教育中心」舉辦期間，共有 1347 人報名，其中 654 人參加 6 天班健康生活計畫，694 人參加 13 天班，之後採集學員新陳代謝相關生化數據，結果以配對樣本檢測進行分析，其結論如圖 1 ～ 4 所示（第 32 ～ 33 頁）。

6 天班成效

統計 2005 ～ 2011 年
參與六天班民眾的數值，
共 654 人，結果顯示參與
6 天班的學員，在腰圍、
體重、三酸甘油酯、總膽
固醇、低密度膽固醇皆有
明顯的改善（p<0.001），
達顯著差異。

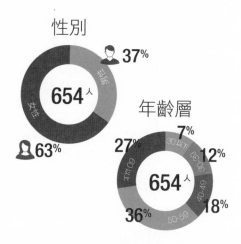

圖 1：參與 6 天班學員的基本特性

代謝症候群危險因子

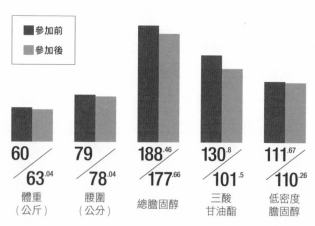

圖 2：2005～2011 年參與 6 天班前後學員的各項數值統計

13天班成效

　　參與 13 天班的學員共
694 人,在腰圍、體重、尿
酸、總膽固醇、三酸甘油
酯、血糖、總膽固醇、低
密度膽固醇皆有顯著的改
善(p<0.001)。顯示長期
正確生活型態的維持更能
降低血糖等較多危險因子,
以達到身心健康的境界。

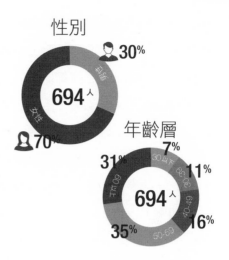

性別

694人

30%
70%

年齡層

694人

7%
11%
16%
35%
31%

圖 3:參與 13 天班學員的基本特性

代謝生化數據改變

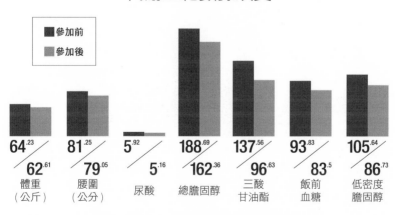

參加前
參加後

64.23	81.25	5.92	188.69	137.56	93.83	105.64
62.61	79.05	5.16	162.36	96.63	83.5	86.73
體重(公斤)	腰圍(公分)	尿酸	總膽固醇	三酸甘油酯	飯前血糖	低密度膽固醇

圖 4:參與 13 天班前後學員的各項數值統計

　　以全素健康飲食為基準的健康生活計畫，搭配 Nutrition（均衡營養）、Exercise（持久運動）、Water（充分飲水）、Sunlight（適度陽光）、Temperance（節制生活）、Air（清新空氣）、Rest（身心休息）、Trust in God（信靠上帝）八大健康生活原則，透過身體力行實踐正確的生活型態，能改善體內引發疾病的危險因子。本院的 NEWSTART® 新起點健康生活計畫，教導正確的觀念，並訓練專業的人員從旁指導協助，以及提供良好的環境，已幫助數千人重獲健康及慢性疾病之改善，我們也當秉持醫院的使命：照顧全人類的生活，繼續創造健康促進的奇蹟。

2

為什麼 NEWSTART®
一定要成為
我們的生活方式？

觀念對了，獲得健康好輕鬆！

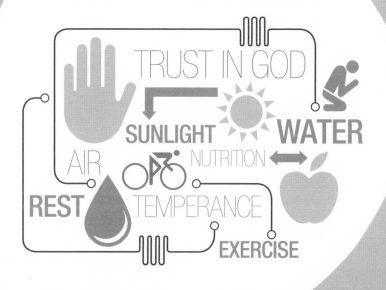

糖尿病的威脅與迫害

臺安醫院內科暨教學研究部主任／黃啟薰

　　經由流行病學的調查，罹患糖尿病的病人逐年增加，根據國際糖尿病聯盟（International Diabetes Federation, IDF）的統計，在 2011 年全世界 20 ～ 79 歲的 44 億多成年人口中，就有 3 億 6 千 6 百萬人是糖尿病患者，同時估計至 2030 年時全世界糖尿病的盛行率是 9.9%，而台灣所屬的西太平洋區由於人口眾多，糖尿病患者亦最多，大約有 1 億 3 千 1 百多萬人；至於台灣地區從全民健保的資料中可知在 1999 年時糖尿病人口為 73 萬人，2004 年已增加至 114 萬人，盛行率大約為 6.8%。

　　可是在 2011 年 IDF 之估計，則台灣地區約有 166 萬糖尿病患者，其盛行率約為 8.3%。同時大家也可由衛生署每年公布的國人十大死因的統計報告中發現，去年國人因糖尿病而死亡的案例已高居排行榜的第 4 名，幾乎每 58 分鐘就有 1 人因糖尿病而死亡；尤其第 2 型糖尿病大都是由不當的飲食習慣所引起，因此讓 NEWSTART®（新起點）成為我們健康的生活方式，是絕對且必要的！

Q1 吃糖就會得糖尿病？

簡單來說，糖尿病是一種體內無法產生足夠的胰島素或無法有效的運用胰島素的慢性情況。因此，一位糖尿病患者不能夠適當的吸收葡萄糖，以致於葡萄糖繼續停留在血液中，而這種高血糖的狀態經由長時間的累積而持續破壞體內各個組織器官，終於導致微小血管病變以及大血管等病變而威脅到生命安全，故基本上它是一種持續進行且惡化的慢性疾病。

是否罹患糖尿病和吃甜食多少沒有必然的關係。糖尿病與多種因素有關，如遺傳、肥胖、自身免疫力缺陷等，而並非由甜食引起。不過，飲食結構應該講究均衡，吃過多的甜食不好。原則上，衡量攝入糖分的多少與否，要根據一個人攝入的總熱量來衡量，而不是單指吃了多少甜食。一般來說，只要攝入的糖的比例不超過總熱量的 10%，就不會那麼容易患上糖尿病。

Q2　糖尿病有哪些類型？

　　糖尿病大致上可分為 4 類，包括第 1 型、第 2 型、其他型糖尿病及妊娠型糖尿病等；但主要仍以第 1 型及第 2 型糖尿病為主，而這兩種是有些差別的。如第 1 型糖尿病患者大致上在 30 歲前就發病，其致病原因主要是由於胰臟的 β 細胞遭到破壞，會有絕對胰島素缺乏的情形，臨床上較常見多喝、多尿、體重減輕之症狀與自體免疫機轉較有相關，只能使用胰島素治療。

　　但第 2 型糖尿病患者常發病於 40 歲以後，尤其以肥胖族群較易得病；其發生的原因較多，包括胰島素阻抗、胰島素分泌減少、腸泌素效果降低、脂肪分解的增加等，與自體免疫的相關性較少，而治療原則為改變生活型態、口服降血糖藥物或胰島素注射等。在國內的糖尿病患者幾乎 95% 都屬於此型。可是由於環境變遷，飲食習慣西方化，國內孩童及青少年肥胖的比率逐年增加，第 2 型糖尿病學童的發生率也愈來愈高，這是必須特別注意的課題。

Q3 如何得知是否罹患糖尿病？

　　對於未懷孕亦無貧血的一般成年人，其診斷標準有 4 項：

① 有明顯的臨床症狀（多喝、多尿、體重減輕），且隨機檢測的血漿葡萄糖大於 200mg/dl，即可診斷為糖尿病。

② 糖化血色素 ≧ 6.5%。

③ 空腹 8 小時的血漿葡萄糖 ≧ 126 mg/dl。

④ 口服葡萄糖耐受試驗，第 2 小時的血漿葡萄糖 ≧ 200 mg/dl。

　　如果沒有明顯的臨床症狀，且隨機血漿葡萄糖也沒有超過 ≧ 200 mg/dl，則第 2、3、4 項應重複檢測，兩次數據均符合才可診斷為糖尿病。否則不正常的血漿葡萄糖值只可列為罹患糖尿病高危險群，如葡萄糖失耐症或空腹血糖偏高症。

那些族群較容易罹患糖尿病？

　　有專家學者早就提出了糖胖症（diabesity）是由糖尿病（diabetes）和肥胖（obesity）所組成的名詞，也從種種研究中證實了糖尿病的發生與肥胖確實有非常密切之關係。因此肥胖者必須定期作血糖之篩檢，另外一等親人罹患糖尿病、生出 4 公斤以上嬰兒之婦女、曾診斷為妊娠型糖尿病、高血壓患者、多發性囊泡卵巢症之婦女、曾得過心血管疾病、葡萄糖失耐症等族群，都應定期作糖尿病之血糖篩檢。

如何預防糖尿病？

　　第 1 型糖尿病在目前是無法預防的，其治療方法唯有使用胰島素；可是對於那些糖尿病的高危險群或葡萄糖耐受異常（Impaired Glucose Tolerance, IGT），卻可經由適當之指導以預防演變成糖尿病，例如：有些前瞻性的研究皆是以葡萄糖失耐的病人作為研究對象，來進行生活型態治療以探討成果，結果顯示生

活型態之改善，可以預防或是延緩糖尿病之發生率高達 58%。因此，不管是美國糖尿病學會、歐洲糖尿病研究聯盟或是國內糖尿病學會，對於糖尿病患者之臨床照護指引，首先介入的都是以健康生活型態的飲食和運動來指導病人，其次才談到藥物。

Q6　NEWSTART® 的健康生活計畫能預防糖尿病嗎？

臺安醫院於 10 多年前就由美國威瑪學院引進 NEWSTART® 八項健康生活原則，以期預防各種慢性疾病的發生。自從 1997 年以後，在美國有超過 20 個以上的健康推廣中心推行此計畫，亦曾發表過 700 多位糖尿病患者在接受了 14 ～ 21 天的 NEWSTART® 生活型態改變計畫後，大約有 1/3 左右的病患在不需要藥物的情況下，仍可以保有良好的血糖控制。

臺安醫院在 2005 年實際進行了此 NEWSTART® 研究計畫，以觀察一般飲食療法及新起點飲食原則對於糖尿病患者的影響。在此次的計畫中一共有 60 位糖尿病病人，隨機分成 2 組，每組各有 30 人，在進行研究計畫前都先給予飲食營養衛教 4 天，其

中一組的病患（對照組）繼續遵照營養師的建議自行控制營養的攝取及從事運動，另一組的 30 位病患（實驗組）進入魚池鄉新起點健康教育中心，從事 14 天的新起點生活型態改善計畫。同時這兩組的所有病患都必須接受 3 次的抽血檢查，包含 1. 計畫進行前；2. 計畫進行 14 天後；3. 完成計畫後 2 個月時。至於檢查的項目有飯前血糖、飯後血糖、總膽固醇、三酸甘油脂、高密度脂蛋白膽固醇（HDL）、低密度脂蛋白膽固醇（HDL）、身體質量指數（BMI）等項目；接受 NEWSTART 計畫實驗組的 30 位病人平均年齡為 55.2 歲，男性佔 19%、女性佔 81%，至於對照組患者平均年齡為 56.2 歲，男性為 53%、女性佔 47%，最後的結果顯示，如下：

　　1 對照組：除了飯前血糖由 146.1mg/dl 降至 139.9mg/dl，在統計學上有意義外，其他各項數據的變化皆無意義，同時 2 個月後所有的檢查項目的數值均再度上升。

　　2 實驗組：飯前血糖、飯後血糖、總膽固醇、三酸甘油脂、高密度脂蛋白膽固醇、低密度脂蛋白膽固醇的檢測數值都有明顯的降低，在統計學上每一項數據的變化都是有意義的（請見圖 3）。

NEWSTART® 研究計畫對象基本特性

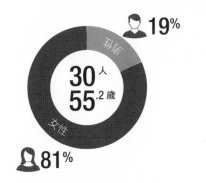

圖 1：接受 NEWSTART® 計畫的實驗組

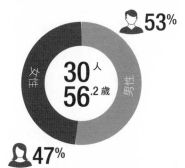

圖 2：繼續遵照營養師的建議
自行控制營養的對照組

代謝生化數據改變

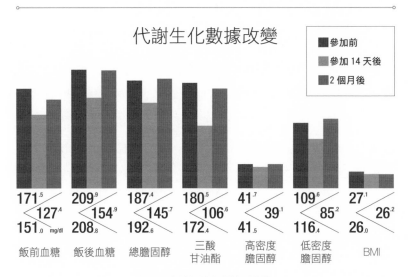

圖 3：實驗組的各項檢測數值

但計畫結束後 2 個月再度抽血結果卻顯示，飯前血糖、飯後血糖、總膽固醇、高密度脂蛋白膽固醇、低密度脂蛋白膽固醇、三酸甘油脂及 BMI 數值，與對照組的情形相同，只要未持續 NEWSTART® 新起點八大生活原則，每項檢查都是再度呈現上升之趨勢（請見圖 3）。

　　但是有一位 50 多歲的婦女卻是持續著新起點飲食、運動等養生原則，至今已有 6 年多左右，每 3 ～ 4 個月繼續在本院新陳代謝科回診追蹤，也沒有使用藥物治療，其糖化血色素仍能持續維持在 6.0 ～ 6.5% 之間。

　　由此可見，雖然同樣是經由營養師指導給予每日熱量攝取之限制，但是仍以新起點飲食原則有較好之成果；然而，一旦停止了此項養生原則之建議，則血糖的控制又會逐漸再度惡化。因此，我們認為糖尿病患者若能持續地執行新起點計畫，除了能夠有效地改善血糖值，亦能避免一些慢性微小血管的病變；如果是糖尿病高危險群的話，則可延緩甚至不會演變成糖尿病患者。

肥胖與減重的重要

臺安醫院家庭醫學科暨社區醫學部主任／羅佳琳

　　單單從外觀很難客觀判定一個人的體重標準與否，因此醫學界普遍用身體質量指數（Body Mass Index，簡寫為 BMI）作為判定的基準。因著人種不同，各國的 BMI 值標準也隨之有不同的標準，但原則上是以最有利於健康及壽命的數值為界定基準。在台灣，行政院衛生福利部於 2002 年 4 月公布台灣成人肥胖標準：18.5 ≦ BMI ＜ 24 為正常體重。以國人的狀況發現 BMI 超過 24 的族群其代謝症候群的比例便上升，體重過輕則易有骨質疏鬆的問題。

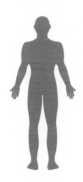

$$BMI = \frac{體重}{身高^2}$$

身體質量指數　（公斤 kg）　（公尺 m）

成人的體重分級與標準

分級	身體質量指數
體重過輕	BMI < 18.5
正常範圍	18.5 ≦ BMI < 24
過重	24 ≦ BMI < 27
輕度肥胖	27 ≦ BMI < 30
中度肥胖	30 ≦ BMI < 35
重度肥胖	BMI ≧ 35

 Q1 **你是隱形肥胖嗎？**

　　當 BMI 在正常範圍時，仍有些人的體脂率偏高，尤其，若脂肪囤積在內臟者稱之為隱型肥胖。隱型肥胖的問題在於當內臟脂肪過多時，易產生高血壓、高血脂、心血管疾病、動脈硬化等問題，因此，若BMI 正常，仍建議應測量體脂肪和內臟脂肪，以判定是否有體脂率過高的問題。

成人理想體脂率

性別	理想體脂肪率		肥胖		
	< 30 歲	> 30 歲	輕度肥胖	中度肥胖	重度肥胖
男性	14-20 %	17-23 %	25-30 %	30-35 %	>35 %
女性	17-24 %	20-27 %	30-35 %	35-40 %	>40 %

Q2 一天需要多少熱量才足夠？

　　能量是不滅的，當進入身體的熱量大於消耗的熱量，其多餘的必定留在身上造成肥胖，因此減重的不二法門就是要「開流節源」，因此了解自己的基礎代謝率（Basic Metabolic Rate，簡稱 BMR）對於控制一天的熱量攝取是很重要的。

　　當身體靜止時為了維持身體基本生理功能仍需要消耗熱量，因此基礎代謝率是指一個人在靜態的情況下，維持生命所需的最低熱量消耗卡數。目前常用的如下：

哈里斯本篤方程
The Revised Harris-Benedict Equation

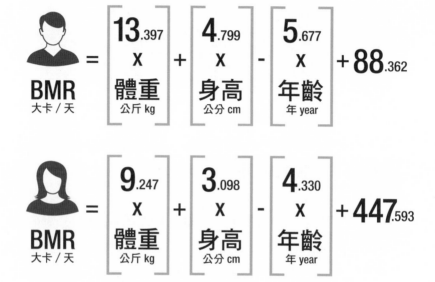

$$\text{BMR (大卡/天)} = [13.397 \times \text{體重 (公斤 kg)}] + [4.799 \times \text{身高 (公分 cm)}] - [5.677 \times \text{年齡 (年 year)}] + 88.362$$

$$\text{BMR (大卡/天)} = [9.247 \times \text{體重 (公斤 kg)}] + [3.098 \times \text{身高 (公分 cm)}] - [4.330 \times \text{年齡 (年 year)}] + 447.593$$

一天所需熱量＝基礎代謝率 × 活動係數

靜態活動：BMR x 1.2　　很少或幾乎沒有運動，辦公室工作者

輕度活動：BMR x 1.375　輕度運動，每週 1～3 天

中度活動：BMR x 1.55　　中度運動，每週 3～5 天

重度活動：BMR x 1.725　重度運動，每週 6～7 天

極重度活動：BMR x 1.9　　極重度運動或勞動，每天 2 次以上

Q3　吃得對才會瘦，「低 GI 飲食法」有用嗎？

　　嘗試減重的人會發現，雖然控制了熱量攝取，有些時候仍然很難瘦下來，或是只要稍微吃多一些就發胖得很快，此時正確的飲食觀念就非常重要了，瘦身者一定要了解「低 GI 飲食法」，這個方法不只能幫助減重，長期來說更可以避免罹患糖尿病等慢性病的風險。

　　升糖指數（GI 值，Glycemic Index）是指食物能導致血糖升高能力之高低，或是食物能引起血糖升高速度的快慢，當進食血糖係數高（高 GI）的食物後，血中胰島素荷爾蒙快速增加。升糖指數的訂定是以血糖升高相對於吃進葡萄糖時的比例，因為葡萄糖是最容易使血糖快速升高的成分，其 GI 值為 100。

　　胰島素是胰臟中 β 細胞所分泌的重要內分泌荷爾蒙，有以下四種作用：

⬚將血液中的血糖送入細胞中以作為能量使用。

② 促進氨基酸合成蛋白質。

③ 促進細胞中未利用之葡萄糖轉化為脂肪酸，再合成為中性脂肪以利儲存。

④ 促進脂肪細胞將脂肪酸合成為脂肪。

　　由此可知，當吃進升糖指數愈高的食物，體內的胰島素便會升得愈高，進而增加脂肪的堆積。因此當攝取同樣的熱量，但選取升糖指數較低的食物內容時，脂肪便較不易合成，將來也比較不會因為胰島素的過度使用而耗竭，可避免糖尿病的產生。

　　哪些是低 GI 的食物呢？最簡單的大原則就是「選擇看得到原來樣子的食物」，也就是「吃食物而非食品」。舉例來說，果汁與真正的水果相比，果汁不需咀嚼，進入腸胃中吸收的時間相對較短，其造成血糖升高的速度較快，因此 GI 值就比水果高；糙米因為有纖維外皮，相較於精白米需要有較多的時間消化，所以糙米的 GI 值就比白米高。

　　一般來說葉菜類、豆類及肉類的 GI 值較低，水果、五穀根莖類及糖類的 GI 值較高。低 GI 飲食可

以幫助減輕體重、減少體脂肪、增加飽足感及降低糖尿病和心臟病發生率。但選取低 GI 食物的同時，仍需注意油脂含量及總熱量，以免顧此失彼，造成減重的阻礙。

4 個選擇低 GI 食物的判斷重點

1 選擇食物的原有形態。
2 選擇需要咀嚼的食物。
3 選擇較不甜的水果／食物。
4 選擇纖維較多的食物。

Q4 NEWSTART® 飲食有利於減重嗎？

NEWSTART® 飲食是以全穀類及植物性蛋白為主，纖維含量高，且無精製糖及精製油，充分符合低 GI 飲食的原則，非常適合體重控制的人，也適合預防慢性疾病的人。

原則 1： 一份均衡的早餐份量應佔一天總熱量的 1/3 甚至 1/2

俗語說：「早餐要吃得像國王」，研究顯示有吃早餐習慣者較不易產生肥胖及糖尿病的問題，學生吃早餐的學業表現也比未吃早餐者佳，但是糖分或油份太多的垃圾早餐，反而會影響腦部活動而使反應變慢，垃圾食物中的自由基也會引發血管的發炎反應。

原則 2：進食的時間與內容一樣重要

餐與餐之間應相隔 5 ～ 6 小時，用餐時間應保持心情愉快緩慢地進食，每餐須至少花費 20 分鐘。

原則 3： 挑選新鮮水果或果乾及全穀類作為營養來源，避免添加糖分的食物。

GI 的食物可避免血糖快速上升，減少肥胖的機會。食物中的纖維可幫助降低大腸瘜肉、大腸癌、糖尿病、心血管疾病、膽囊疾病等發生的機率。

　　大部分的減重法只強調可快速減重，然而復胖與否才是成功的關鍵，通常體重減得愈快，復胖的機率愈高，減重時每週若能減 0.5 ～ 1 公斤為理想的速度，因此建議減重者把體重管理視為一生的健康管理，唯有建立健康正確的生活型態，才能真正確保維持良好的體重。

7 個體重管理的成功關鍵

1 進入身體的熱量小於或等於消耗的熱量。
2 早餐吃得飽又好。
3 晚餐吃得少。
4 避開精製或加工後的食物。
5 絕不吃零食。
6 規律的運動。
7 正面的自我形象。

　　對於健康的概念必須持續不停的加強及自我提醒，才能將體重管理深化為一種生活型態，因為保持理想的體重的確可減少各種慢性病的發生，也就大幅減少年老時失能的危險。體重理想者癌症的發生率也較低，因此體重控制應該是一件令人愉

快的事情，減重時應該時時提醒自己減重後可獲得的健康好處及身體形象，同時應常常正面肯定改變後的自己，以避免受同儕或家人的影響，如此減重效果必能維持長久。

更年期與代謝症候群

臺安醫院婦產科主治醫師暨策略長／周輝政

在臺安醫院婦產科的更年期門診，每天都會遇到許多更年期的婦女問我：「周醫師，我最近的體重怎麼忽然增加，全身好像吹氣球一樣」，有的說：「我每天進食及運動的份量，都和以前差不多，但腰圍一直增加，而且膽固醇的數值也不斷上升。」諸如此類的問題，不勝枚舉。可見代謝的問題，對更年期婦女的確造成很大的困擾。尤其常常聽說，更年期以後代謝就變慢了，所以容易發胖，或是容易得到所謂的「代謝症候群」，這到底是怎麼回事？

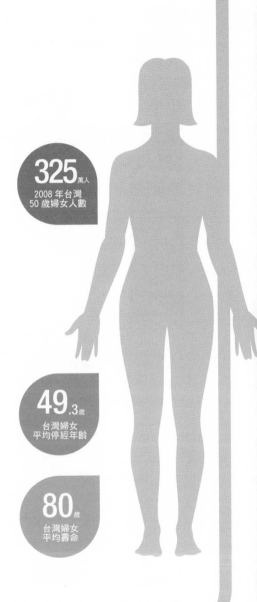

325萬人
2008 年台灣
50 歲婦女人數

49.3歲
台灣婦女
平均停經年齡

80歲
台灣婦女
平均壽命

妳更年期了嗎？

女性生殖年齡的各個階段

階段	-5	-4	-3	-2	-1	+1	+2
	生殖年齡			停經轉化期		停經後	
專有名詞	早期	高峰期	晚期	早期	晚期*	早期*	晚期
				更年期			
該階段時間長短	不定			不定		ⓐ 1年　ⓑ 4年	直到死亡
月經週期	不規則到規則	規則		月經不規律（和正常週期相差7天以上）	連續兩個或兩個以上的月經週期，或連續60天以上沒有月經	沒月經12個月	沒有
內分泌	FSH** 正常		FSH 增加	FSH 增加		FSH 增加	

資料來源：2001 年生殖年齡階段工作坊，美國猶他州公園市。
　　　　＊最容易發生血管動力症狀（熱潮紅、心悸、盜汗以及失眠）的時期。
　　　　＊＊FSH：卵泡刺激素（Follicle-Stimulating Hormone）
說　　明：這個分期系統不適用於抽菸者、極端體重者（BMI<18 或 >30Kg/m2）、
　　　　劇烈運動（每星期有氧運動超過 10 小時）、慢性月經不規則、子宮切
　　　　除者、子宮異常（例如有子宮肌瘤）以及有卵巢異常者（例如有巧克力
　　　　囊腫）。

1 停經

　　是指最後一次月經以後連續 12 個月沒有月經，
那個時間點就確定為停經。停經代表卵巢功能自然
衰退，身體分泌的女性荷爾蒙降低。國人停經年齡
平均在 49 ～ 50 歲，通常在 45 ～ 55 歲之間。

2 停經轉化期

　　月經開始變得不規則，腦下垂體所分泌的濾泡刺激荷爾蒙升高，這個時期到最後一次月經為止。

3 停經後

　　分為兩個階段，早期和晚期。停經後的早期由最後一次月經開始往後 5 年，這一個時期荷爾蒙進一步減少到一個穩定的程度，骨質也會加速流失。

4 更年期

　　停經前後的一段時間，終止於最後一次月經以後的 12 個月。

　　通常一般所指的更年期是一個比較籠統的說法，通常包含停經前和停經後的一段時間，不像醫學上這麼精確劃分。更年期婦女會面臨一些生理上的變化，這些變化通常在 40 幾歲以後出現，也有人比較早。這些症狀和荷爾蒙快速下降以及荷爾蒙不穩定有關，包括：

1 生育力下降。

② 月經改變：月經週期改變、經血量增加或減少、月經不規則。

③ 熱潮紅、心悸。

④ 睡眠障礙：失眠、不易入睡、睡眠品質變差。

⑤ 精神症狀：焦慮、憂鬱、情緒不穩。

⑥ 也有症狀會在停經 1～2 年以後出現，這些症狀和荷爾蒙缺乏比較有關。

⑦ 會陰陰道症狀：會陰搔癢、陰道乾燥、性交疼痛、萎縮性陰道炎。

⑧ 性功能改變：性慾降低、性交疼痛。

⑨ 尿道問題：頻尿、尿失禁、更年期尿道炎。

⑩ 皮膚問題：乾燥、搔癢、老化。

⑪ 其他健康狀態的改變：骨質疏鬆、退化性關節炎、體重增加、高血壓、糖尿病、癌症或視力退化等。

Q2 **更年期會帶來什麼影響？**

有些症狀，過去並不認為和更年期荷爾蒙缺乏有密切的關係，例如：關節和肌肉痠痛。但是最近一

些臨床觀察，發現乳癌的病患用了抗女性荷爾蒙的化學藥物以後，會出現關節和肌肉疼痛的症狀，因此愈來愈多的臨床觀察指向許多更年期生理的症狀，包括關節和肌肉的問題，都和荷爾蒙減少有關。

台灣人口是全世界老化最快速的國家之一，50歲以上婦女的人數在 1992 年時為 174 萬左右，2008年增加到 325 萬，也就是在 16 年間增加了 87%。在2008 年，台灣 50 歲以上婦女的人數占總人口數的14% 或是佔所有婦女人數的 28.4%。台灣婦女的平均停經年齡為 49.3 歲，平均壽命已經將近 80 歲，也就是人生有 1/3 到 1/2 的生命，都是在停經以後。

更年期是一位女性一生當中生理變化最劇烈的一個時期之一，由於現在人的預期壽命愈來愈長，更應該做好健康規劃，才能確保將來的健康狀態。更年期重要的健康規畫包括：

1 癌症的篩檢

癌症是國人十大死因的首位，許多癌症的發生率會隨著年齡增加而升高，定期做癌症的篩檢可以

早期發現早期治療。

2 慢性疾病的防治

　　許多慢性疾病在更年期以後會快速增加，例如：肥胖、代謝症候群、高血壓、糖尿病、以及骨質疏鬆等，及早做健康規劃和健康促進，可以減少這些疾病的發生，即使有這些疾病，也可以減輕其嚴重度以及減少併發症的發生。

3 減少失能

　　更年期以後，由於體能的衰退以及身體器官的老化，許多身體功能都在慢慢退化。這些老化所引起的疾病或是功能退化，雖然不會危害生命，卻會影響自我獨立生活的能力，影響生活品質。例如：白內障、關節炎、肌肉流失等等。

Q3 **代謝症候群會威脅身體健康嗎？**

　　停經以後，慢性疾病的發生比率會顯著增加，主要是年齡增長的因素，但是停經的生理變化，也扮

演了重要的角色。例如：年輕婦女得冠狀心臟疾病的風險遠遠低於同一年齡的男性，但是到了75歲左右，男女性發生冠心病的機率差不多一樣。過去幾年當中，代謝相關的慢性疾病，例如：腦血管病變、冠心病以及糖尿病，佔了台灣十大死因除了惡性腫瘤之外的前幾名，有將近1/4的死因與之相關。

我個人比較喜歡將代謝症候群稱為「代謝不良症候群」。代謝症候群並（Metabolic Syndrome）不是一個特定的疾病，它所代表的意義是一群冠心病的危險因子，包括：血脂肪（三酸甘油脂）升高、血壓上升、血糖濃度升高、比較容易發生血栓，以及一種準發炎的狀況。罹患有代謝症候群的人有比較高的機率會罹患糖尿病和冠心病，死於冠心病的機率也會增加。

不同地區因為診斷標準、人種、年齡分布、性別分布，以及區域的不同，代謝症候群的發生率（見第62頁圖）也不相同。2005年台灣成人男性代謝症候群的盛行率為16.1%，女性為13.8%。但是女性到了更年期前後，代謝症候群的發生率就會快速增加，

根據一份研究發現，40 ～ 64 歲的台灣女性有 24.2%
被診斷出代謝症候群，到了 65 歲以上，代謝症候群
的機率就高達 51.8%。

台灣代謝症候群的診斷標準

項目	標準
腰圍	男性 > 90 公分 女性 > 80 公分
血壓	收縮壓 > 130 mmHg， 或是舒張壓 > 85 mmHg， 或是使用藥物治療高血壓
高密度膽固醇（HDL）	男性 < 40 mg/dl 女性 < 50 mg/dl
空腹血糖	> 100 mg/dl 或是使用藥物治療高血糖
三酸甘油脂	> 150 mg/dl

罹患代謝症候群除了會增加冠心病、腦血管疾
病或是糖尿病的機率之外，非酒精性脂肪肝的機率也
會增加，而且非酒精性脂肪肝早就取代病毒性肝炎，
成為台灣民眾肝功能異常的首要原因。

Q3 NEWSTART® 能改善停經與代謝症候群的症狀嗎？

肥胖和過於靜態的生活是造成代謝症候群最重要的原因，也就是說基本上代謝症候群是一種「生活型態病」，使用藥物雖然可以改善一些指標的數值，但畢竟是治標，無法根治。因此生活型態的改善，是矯正代謝症候群代謝異常最首要的手段。令人驚訝的是，針對生活型態介入，對於更年期婦女代謝狀況改善的研究極少。

臺安醫院基於健康與預防醫學的理念，一直努力推廣 NEWSTART® 新起點健康生活理念，並針對代謝異常的更年期婦女規劃「代謝享瘦」的課程。統計發現八個星期的短期課程，可以改善代謝症候群五個指標中的四個。由於飲食控制的關係，高密度膽固醇在課程的初期會稍微下降，但是只要規律運動，2～3個月以後，高密度膽固醇就會逐漸回升。

除此之外，新起點相關的課程也可以改善體適能、胰島素抗阻性、肝功能指數以及生活品質。規

律和適量的運動對於更年期婦女特別重要，停經以後身體肌肉組織快速流失，不但造成代謝下降，脂肪堆積，在年紀更大時也會影響生活機能。對更年期婦女而言，利用新起點保健原則進行生活的規劃，不但能活得更久，也能活得更健康、更有尊嚴。

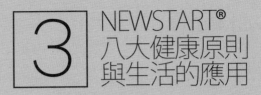

3 NEWSTART®
八大健康原則
與生活的應用

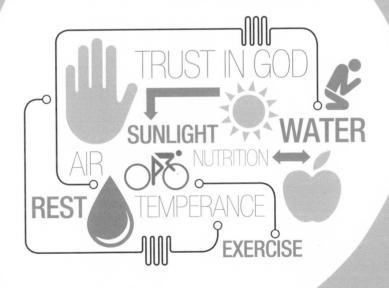

觀念對了, 獲得健康好輕鬆!

TRUST IN GOD

SUNLIGHT

WATER

AIR

NUTRITION

REST

TEMPERANCE

EXERCISE

何謂 NEWSTART® ？

NEWSTART®（新起點）是取英文第一個字母所組成的八大健康律。

均衡營養 **N**utrition

持久運動 **E**xercise

充足飲水 **W**ater

適度陽光 **S**unlight

節制生活 **T**emperance

清新空氣 **A**ir

身心休息 **R**est

信靠上帝 **T**rust in God

　　良好的健康不是偶然的，而是遵循健康律及良好的生活習慣所建立的。疾病也並非偶然，通常是忽略了生活自然定律，日積月累造成疾病的發生。

　　因錯誤的飲食、不正確的呼吸、失眠、憂鬱等習慣，為疾病奠定好基礎；除非用規律生活、節制的飲食來調整，否則期待光靠藥物要使疾病痊癒是白費力氣的。

　　而這個受到成千上萬人遵循的 NEWSTART® 八大健康律，可幫助疾病顯著反轉、恢復健康、減藥等成效，如生活習慣引起的疾病：心血管疾病、動脈硬化、高膽固醇、高血壓、中風、糖尿病、血糖過低症、便祕、風濕、關節炎、胃潰瘍、肝病、癌症、肥胖症、憂鬱症、生活壓力、失眠等皆能有效改善，現在就讓我們從生活實證中了解，為何 NEWSTART® 能翻轉疾病，帶來健康。

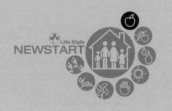

Nutrition 均衡營養

　　科學已證實疾病和飲食是密不可分的關係，所吃的食物大大地影響我們的壽命長短，而且絕大部分的疾病幾乎是「病從口入」，由於不正確的飲食方式、生活不規律，讓身體提早老化、免疫系統下降、其功能退化等問題隨之而來。如癌症、心臟病、糖尿病、高血壓、肥胖症、過敏、氣喘、緊張，都與飲食有直接關係的。NEWSTART® 提倡的是「四無一高」的天然均衡的飲食原則：

1 無動物奶
2 無肉、無蛋 　　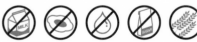
3 無提煉油
4 無精製糖
5 高纖（膳食纖維）

Q1 你的熱量攝取過量嗎？

近年來大家開始注重飲食型態與健康的相關性，發現國人的飲食型態與日常生活息息相關，飲食多了許多琳瑯滿目的選擇，從下午茶餐廳、吃到飽餐廳到飲料店等風行各地，加上大家的活動程度已經漸漸轉為靜態生活，造成國人熱量攝取大於所需的建議值，並且飲食飲型態趨向於高脂、高鈉、低纖，尤其是加糖飲料及精緻甜點的問題日趨嚴重，因此使得肥胖及其相關代謝疾病大幅度的增加。

Q2 生活不節制，肥胖、高血壓、糖尿病、洗腎迅速上身？

現代人隨著醫療水準的進步，在飲食、生活和用藥習慣的改變，以及人口老化的問題，導致各國透析病患人數逐年增加。根據台灣國健局的調查，國民洗腎包含諸多原因，其中最令人擔憂的就是肥胖、糖尿病、高血壓等慢性病人口增加，以及藥物的使

用不當。目前洗腎原因的排行，第一名是糖尿病（亦是歐美國家的第一名），第二名是高血壓，第三名是腎臟發炎，最後才是亂服成藥，顯見糖尿病及高血壓對腎臟帶來的影響有多大！

　　如何避免糖尿病的發生，首要遵循的是正確的飲食計畫、均衡攝食、維持理想的體重；其次，食用富含纖維的食物，避免食用精製糖類和太鹹、含鈉量高的食物，並且少吃油炸、油酥、油煎及脂肪含量高、膽固醇高的食物，烹調可選用植物油；最後，避免抽菸、喝酒，多喝開水。如此一來，能避免糖尿病的發生，也減少洗腎的風險。而高血壓與腎臟發炎尚須控制肉類和加工食品的攝取量，尤其高鈉的食物都應遠離才為上策。因此，遵守下列 5 項生活原則，才能保護腎臟，避免面臨洗腎的危機：

1 多喝水、多吃蔬菜、不熬夜、不憋尿、不抽菸和喝酒。
2 食用少鹽、少糖、少油的食物。
3 不要亂吃來路不明的成藥。

4 養成運動的好習慣，每週至少 3 次，每次 30 分鐘以上。

5 定期監測血壓，控制在 130/85mmHg 以下。

Q3 好食物立大功，如何吃出高免疫力？

要維繫健康的其中之一關鍵，就是正確且均衡的飲食，現代人太過依賴保健食品，而忽略均衡飲食的重要性，若平日能均衡攝取各類食物，再加上適當補充「超級食物」，就能擁有最佳的免疫力狀態。

1 蔬果顏色種類豐富

通常挑選蔬菜有一個簡單的技巧，就是顏色多且深，因為當蔬果的顏色愈深，富含愈高的植物化合物與抗氧化成分。

現今研究顯示，植物化合物是非維生素、非礦物質的食物化學成分，對健康具有極大益處。簡單的說，植物化合物是大自然賴以保護自己的要素，具有驅除蟲害，免於細菌、病毒及其他天敵的侵害。

食物中含有數千種植物化合物，為飲食與保健關係的研究提出新課題，實在令人振奮，一些從前不為人知的化合物，有助於促進細胞間傳導相通的能力；有些可抗發炎；有些有助於避免細胞突變；有些則可預防癌細胞的增殖擴散，只是到目前為止，功效尚在發掘與證實中。

❷ 全穀類、大豆類是最好的食品

全穀類含有豐富的纖維質和礦物質，對血糖控制非常有療效，常見的食材包含全大麥、全小麥、燕麥、糙米、玉米、小米等均是優選。大豆類則富含許多植物性蛋白質，而大豆異黃酮除了能增加免疫力外，還有抗癌、降血脂、防骨質疏鬆等作用，常見的食材包括黃豆、黑豆、豆漿、豆花、豆腐、醬油等，值得注意的是，一般人對食用黃豆及其製品有著容易得痛風的疑慮，但醫學證據顯示，飲食對血液的尿酸值上升影響非常小，食物中普林（Purine）攝取量對痛風影響甚至小於肥胖呢！

❸ 海草類富含膳食纖維、鈣、鎂、鐵

海藻生長於海水中，含有非常大量的氮有機物、

如海藻膠、澱粉、甘露淳等,可以預防腸癌、降高血脂,更有豐富的蛋白質,還有一般陸生植物少有的碘、以及豐富的礦物質如鉀、鈣、鎂、鐵、錳、鈦等,對人體的免疫、淋巴、循環系統等都有不錯效益。不過特別要注意的是,這類食物因含有碘,有甲狀腺亢進疾病的人要減少攝取。

4 均衡飲食是最大的關鍵

　　單一種或兩種食物所提供的營養素無法符合身體的需要,一定要廣泛且多樣化的食用各類食物(請參閱下圖 NEWSTART® 金字塔飲食指南),才能完整攝取身體所需要的各種營養素。

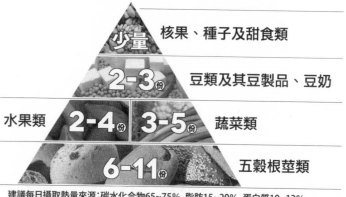

少量 核果、種子及甜食類

2-3份 豆類及其豆製品、豆奶

水果類 2-4份 3-5份 蔬菜類

6-11份 五穀根莖類

建議每日攝取熱量來源:碳水化合物65~75%. 脂肪15~20%. 蛋白質10~12%
新起點營養五大類:1.五穀根莖類、2.蔬菜類、3.水果類、4.蛋白質、5.核果、種子及甜食類。
取自:"Weimar Institute's NEWSTART Lifestyle Cookbook"

Q4 鹽分如何攝取，高血壓才不會上門？

目前營養調查結果發現，約有 1/5 的成年男性有高血壓，約 13％的成年女性有高血壓。鹽分攝取過多跟高血壓的發生率息息相關，有鑑於國人飲食中的鈉鹽攝取過多，是血壓升高及高血壓的主要原因之一，而減少鹽的攝取，不論是一般人或是高血壓患者，均能降低血壓。高血壓患者每日鹽分攝取若能降低至 6 公克以內，則血壓平均可下降 2 ～ 8 mmHg，相當於每日服用 1 顆長效型抗高血壓藥物之成效。然而，國人鈉攝取量皆超標，19 ～ 30 歲男、女性民眾每日鈉總攝取量，分別為 4599 毫克及 4096 毫克，達國人鈉攝取上限的 1.9 倍及 1.7 倍，必須謹慎飲食。

Q5 什麼是減鹽小撇步？

最好選擇新鮮、多樣化的食物，限制食用加工產品及烘培食品，因其皆含鈉添加物，如：各類罐頭、麵線、油麵、麵包、糕餅、甜鹹餅乾、魚肉加工製品、

醃製蔬菜、甜鹹蜜餞等。

 Q6 哪些是在外用餐及在家烹調的小技巧？

① 減少食用外食的湯汁。

② 了解餐廳食物如何製備，可要求製備過程不加鹽、味精或含鹽的調味料。

③ 菜名如有醃、燻、醬、滷、漬等文字均屬高鈉烹調方式。

④ 準備開水沖掉食物裡的調味料。

⑤ 限制使用含鹽的調味料。

⑥ 可選擇蔬菜、水果取代鹹類點心。

⑦ 避免抽菸、飲酒。

⑧ 選擇食用檸檬、蘋果、鳳梨、蕃茄等水果的特殊酸味，以增加食物美味。

⑨ 多食用香菜、草菇、海帶、洋蔥、香草等味道強烈的蔬菜，來增添食物的風味。

⑩ 中藥材與香辛料的利用：人參、當歸、枸杞、川芎、紅棗、黑棗等中藥材及胡椒、八角、花椒、肉桂、香蒜粉、山葵粉等香辛料，可以減

少鹽量的添加。

11 低鹽佐料的使用：利用青蔥、大蒜、薑及香草片來變化食物風味。

12 糖醋的利用：使用乾果類、蜂蜜、黑糖、檸檬汁等來調味，增添食物甜酸的風味。

13 鮮味的利用：用烤、蒸、燉等烹調方式，淋上檸檬汁，可以減少鹽及味精的用量。

Q7　怎麼吃才能排毒？

人體血液的酸鹼值最好為 PH7.4，微鹼的狀態能讓體內生化作用發揮到最理想的境界，同時也有利於體內廢物的排出。若吃下很多的酸性食物，身體會自我調控，將血液酸鹼值維持在 PH7.4，但長期會增加肝臟、腎臟的負擔，造成人體廢物排除不良，累積在內臟、關節、黏膜等處，導致關節炎、排毒功能降低等情況。

理想的飲食，應多偏向攝取鹼性食物，鹼性食物佔每天飲食的 75%，酸性食物佔 25%。因為如果血液變酸的話，不但會影響器官功能的運作，白血

球的功能也會下降，導致人體對疾病的防禦力受損。

要如何區分酸鹼性的食物？食物的酸鹼度，不是依口感的酸度，而是依其在體內被消化燃燒後所殘存的礦物質來決定，例如：所吃下的食物，經消化燃燒後所殘留下來的礦物質是鉀、鈉、鐵、鎂、鈣、錳等，則屬於鹼性食物；若為磷、氯、硫磺、碘、氟等，則為酸性食物。

那些食物是鹼性？那些是酸性？幾乎所有的蔬菜、水果都是鹼性的，其中有機蔬菜、水果的鹼性更強，這是因為蔬果吸收有機土壤裡所含的鹼性礦物質所致。現代有很多重病或癌症病人強調生機飲食，就是因為鹼性可增加體內排毒功能，不僅可改善病況、避免惡化，甚至還可能回轉治癒。

另外，成熟的水果，其鹼性也較高；但有些水果例外，如加州梨、紅梅、香蕉、西瓜、荔枝並非鹼性，而是屬於低酸性。

酸性食物，則多屬於肉類、海鮮類、五穀類、

蛋黃、乳酪等。但也有些是例外，例如：小米、黃豆、無糖豆漿，但若做成油豆腐或豆漿加糖等，則變成酸性食物。

除了食物本身的酸鹼性外，有些酸性食物經過一些適度的處理，可以降低其酸性。例如：五穀不要經過加工、精製可減少其變酸的程度；少攝食糖分、醃漬物、精製調味料、飲料、冰淇淋等，可降低體內鹼性被破壞。

麵包也屬於酸性，但若經過烘烤後，麵包的澱粉質就會轉變為果糖，比較容易消化，酸性程度也會減少。還有，豆類可透過浸泡的方式，減少其酸性，如綠豆、黃豆、苜蓿芽等。

如何吸收適量的礦物質呢？飲食中儘量攝食多種全穀類、豆莢類、蔬菜及綠色青菜、水果及不同的堅果等，以及選擇栽種在不同區域或國家的天然植物產品。用簡單的烹調，宜多生食或汆燙，避免過度烹煮，不要炒炸，不加太多調味品；避免食用過度精緻的食物，如白米、糖分、黃豆粉、脂肪、精製油等。

另外，服用藥物也要小心，因為某些藥物會造成酸性體質，例如：利尿劑會讓尿液帶走體內的礦物質，如無需要也儘量少服藥物。

Q8 聰明吃油，肥胖 Go Away ？

近來減重成為一項全民運動，怕胖的人只要一看到含有脂肪類或油脂的食物，都敬而遠之，深怕多吃一口，身體就多增一分肥油。其實，人體也是需要油脂的，它具有提供人體熱量、形成細胞膜及器官膜、幫助細胞膜分泌前列腺素及凝血酵素等。只要我們能了解它、善用它，並不過度攝食，就可避免諸多疾病的發生。

油基本的單位是脂肪酸，血中的三酸甘油脂是由一個甘油及三個脂肪酸所組成。脂肪酸可分為飽和及不飽和脂肪酸兩種，前者常見於動物性油脂，其結構穩定，在空氣中易凝固，如豬油、牛油等；而後者在空氣中不易凝固，呈液體狀，如葵花油、花生油、橄欖油等。

一旦攝取過多動物性油脂，會增加體內的膽固醇，導致血管阻塞，引發心血管疾病、中風等；同時也會降低自體免疫的能力，使人體易遭受病毒及細菌的攻擊。

根據日本一項研究發現，移民至夏威夷的日本人罹患心血管疾病的比例，比日本國人要高。另外，有一項針對猴子的研究也發現，若在猴子的飲食中添加含有膽固醇及脂肪的食物，經過 18 個月後，其血管阻塞五成八；若拿掉動物性食物，在 22 個月以後，血管阻塞只有二成一。由此可知，飲食習慣與疾病有極高度的相關性。

值得注意的是，牛奶因含有飽和的油脂，因此現代人多選擇低脂或脫脂牛奶或奶粉，雖然降低或脫去脂肪，但相對卻使得蛋白質增加，動物性蛋白質一樣會使得膽固醇升高，所以仍是「換湯不換藥」。

而植物油絕大部分屬於不飽和脂肪酸，進入人體後，較不易製造膽固醇。不飽和脂肪酸又分為單元及多元，但有兩種必需脂肪酸，是人體無法自行

製造，必須從飲食中攝取，即亞麻油酸及次亞麻油酸，而它們都屬於多元不飽和脂肪酸；換言之，飽和脂肪酸在人體會自行製造，並不需要特別藉由飲食來補充。

不飽和的油雖不易製造膽固醇，但不穩定，容易被氧化，因而產生自由基，造成癌症、老化、心血管疾病等後遺症。另外，不同的油還是有其缺點，例如：花生油易使血管壁纖維化、變厚；椰子油會使得血管粥瘤化；乳脂肪會使得血管產生脂肪紋等。其實，我們應多從天然植物中攝取油脂，少吃提煉油。

以黃豆及沙拉油來比較，黃豆本身含有油脂、纖維、卵磷脂及維他命 E，吃進人體後，油脂易被吸收，又可減少產生氧化的機會，並降低壞膽固醇。但若是吃沙拉油，攝入人體後，肝臟分泌膽固醇來乳化油脂，由於乳化的油體積大，進入小腸後不易吸收，小腸再次製造膽固醇幫助吸收，結果糜乳狀的油脂不易被吸收到血管，而進入淋巴管，直接被灌注到大動脈，反而損傷心臟及血管。另外，也提醒素食者，雖然不吃動物性食物，但若在烹調中使

用過多提煉油，還是會罹患心血管疾病。

在此建議，烹調時，應避免用熱炒，可多以蒸、煮的方式處理。但若食物不以油來烹調，可直接從天然食材中攝取，例如：杏仁、核桃、腰果、芝麻、黑橄欖、黃豆、玉米等食物，含有多元不飽和脂肪酸，而且不吃提煉油，就無須擔心會有過多的油脂囤積在體內。

Q9 植物性蛋白質最優？

蛋白質是構成人體組織重要的元素，包括抗體、細胞的組成、部分酵素與荷爾蒙的製造等，都需仰賴蛋白質。不論是動物性或植物性食物中都含有蛋白質，但一般人總認為動物性蛋白質最接近人體，以為多吃動物性蛋白質是對人體有益的。其實，這是錯誤的觀念，因為與人類蛋白質結構最接近的不是動物性蛋白質，而是母乳中的蛋白質。

人類所需要的蛋白質其實比動物還少，但現今

每人每天幾乎都攝取超過 100 公克。以目前台灣行政院衛生福利部公告 3 ～ 6 個月的嬰兒為例，其每人每天每公斤所需要的蛋白質為 2.0 ～ 2.2 公克；且隨著年齡的增長，所需的蛋白質愈少。

成人每公斤體重僅需 1 公克，1 公克蛋白質約等於 4 大卡，成人每人每天約需 50 ～ 60 公克蛋白質，約為 200 ～ 240 大卡的熱量。因此，蛋白質約佔 1 天熱量的 10% 到 15%。另外，女性在懷孕期間，每天平均增加 7 公克蛋白質；在哺乳前 6 個月則是每天增加 17.5 公克蛋白質；哺乳後 6 個月增加 15 公克蛋白質。

自然界中存在的胺基酸共有 50 種以上，但存於蛋白質中的只有 22 種，可分為必需胺基酸、半必需胺基酸、非必需胺基酸，在蛋白質的合成上，無論是哪一種胺基酸都很重要，但人體無法完全自行合成必需胺基酸，必須攝取食物而獲得，所以適當的素食飲食計畫，其大豆蛋白提供的胺基酸是足夠的，並不會有缺失。

　　過多的動物性蛋白質對人體有害，容易導致骨質疏鬆、腎臟病、心血管疾病、癌症等疾病發生；另外，也會引發類似胰島素生長激素，刺激腫瘤快速增生。而在動物性蛋白質中有兩種胺基酸特別高，苯丙胺酸、酪胺酸皆會抑制人體的免疫系統。

　　至於植物性蛋白則比較不會有前述的傷害，因為它含鉀較多，可減少骨鬆或骨折等情況，並含有豐富的抗氧化物，有助抗老、防癌。此外，植物性蛋白易被消化，胃酸只有在 PH4 時就可被分解之；但是，動物性蛋白則需要 PH1.5 才能被消化，因此吃肉需靠許多胃酸來分解，十分傷胃。

　　早期美國營養協會反對純素食，但他們在 1988 年改變立場，轉而贊成健康平衡的素食，亦在 2009 年美國營養學會指出妥善規劃全素，不僅有益健康，更能有效預防和治療疾病。以體能而言，植物蛋白可以給予人體更多的能量，不少運動選手在上場比賽前都會改吃素食；而吃素的孩子身材也不會比吃肉者弱小，且情緒平穩，聰明伶俐。因此，健康、自然、平衡的素食，才是真正對人體有益而無害的。

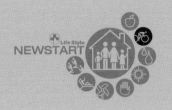

Exercise 持久運動

　　活動，是我們生存的定律；不活動，是釀成疾病的主要原因之一。運動能增加並調和血液循環，加強細胞補給與清除廢物的能力；運動有助控制體重，使肌肉結實、強化骨骼，也可以增強心臟能力、增加肺活量，強化免疫系統、降低罹患多種疾病的機率。另外，運動會促使大腦分泌一種嗎啡荷爾蒙，這種「快樂酚多精」可以除去緊繃肌肉，讓人心情輕鬆愉悅，減少憂慮及壓力，創造心靈的平和、增加幸福感。因此，運動的人不但體力佳、心情好，也更有自信。而加上科技及生活水準，現代人普遍伴隨肥胖的問題，接踵而來的就是各類疾病的產生，因此保持規律並且正確的運動，才是強身的不二法則。

Q1 你是肥胖者嗎？

目前最常拿來評估肥胖程度的指標為「身體質量指數」，也就是簡稱 BMI（Body Mass Index），公式為「體重（公斤）÷ 身高²（公尺）」，算出來後可對照右頁表格，檢視體重是否過輕、正常或者過重，甚至到達肥胖。只不過 BMI 對於未滿 18 歲的青少年，孕婦或哺乳者以及老年人和運動員並不適用。

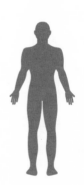

$$BMI = 體重 / 身高^2$$

身體質量指數　　（公斤 kg）　（公尺 m）

健康指數與 BMI

定義	台灣肥胖指數	歐美肥胖指數	健康狀態
過輕	小於 18.5	小於 18.5	
正常	18.5～24	18.5～24.9	正常
過重	24～27	25～29.9	低危險群
輕度肥胖	27～30	30～34.9	中危險群
中度肥胖	30～35	35～39.9	重危險群
重度肥胖	大於 35	大於 40	病態肥胖

＊資料來源：中華民國肥胖研究協會

　　另外，也可以透過其他方式了解自己是否肥胖，以皮尺測量腰圍，男性的腰圍若超過 90 公分（約 35.5 吋），女生的腰圍超過 85 公分（約 31 吋），當心成為大腹翁或小腹婆，也可以加上臀圍算出腰圍與臀圍的比率，當腰圍除以臀圍，男性大於 0.95，女性大於 0.85，當心已經是警訊，容易造成高血壓、心臟病、糖尿病以及高血脂症等慢性疾病的產生。

　　除了以上兩種方式外，也可使用體脂機來測量身體內的「脂肪率」和「內臟脂肪率」，男性體內脂

肪率佔體重的 25% 以上，女性體內脂肪率佔 30% 以上，或內臟脂肪率超過 10% 以上，也是所謂的肥胖。以上四種方式，是目前最常使用評估是否有肥胖的方式，因此，隨時監控注意，讓自己遠離大腹翁及小腹婆。

Q2　好怕變成大肌肉，我不要變成健美先生／小姐？

提升肌肉素質有許多的好處，如肌肉的體積比脂肪小，身材看起來較勻稱；提高身體的基礎代謝率，即使不運動也可以消耗熱量，輕鬆維持好身材；提高運動的效率及強度，燃燒更多的熱量及脂肪；保護身體的關節，避免運動傷害等等好處。提升肌肉素質的方法以重量訓練最為有效，但要注意適當強度訓練，以免造成反效果。

而訓練完肌肉之後，也要讓肌肉有足夠的時間來修補，因此訓練完後的營養補充也是另外一個重要的因素，如蛋白質的補充攝取，及足夠的休息時間，讓肌肉好好的休息復原及修補，所以過度的訓練反而

效果會更差，因為肌肉還是處於疲勞的狀態下，運動的效率相對也較不好，甚至可能會造成肌肉傷害，反而更得不償失，因此適度的休息是相當重要的。

Q3 怎麼運動才能減重？

想減重一定要有正確方法，只要能消耗身上的「油」就能減重，因此，要讓自己變成一台耗油量很大的車子，而不是利用禁食等一些雖然成效快速，但不正確的瘦身方法，只會讓自己變成一台耗油量少之又少的小車子，一旦恢復了正常的飲食，體重就會像一台失控的車子，無法控制而失控的往上升。

如果想要藉由運動來燃燒身體的脂肪，三個基本的條件缺一不可。

1 每週至少三次有氧運動

燃燒脂肪的必須要件，一定要讓身體有足夠的氧氣量，因此有氧運動是個不錯的選擇，如健走、慢跑、游泳、騎腳踏車等全身大肌肉的低強度長時

間運動，每週至少三次，並能持之以恆。

❷運動時間 20 ～ 60 分鐘

體內能量的提供來源主要有三種，醣類、脂肪、蛋白質，而當我們運動持續 20 分鐘以後，人體會開始運用體內的脂肪，提供身體能量，讓我們能持續的運動，所以不是流汗就代表正在燃燒脂肪。

❸心跳數達到 130 下

首先，要先了解自己的最大心跳率（最大心跳率＝ 220 －年齡），此數字是指該年齡能承受的最大運動心跳次數，也是 100% 的運動心跳強度，而燃燒脂肪最好的運動心跳強度是 65% ～ 75% 的運動心跳強度，經研究指出，在運動心跳強度上持續運動所消耗的熱量來源大部分來自於脂肪，但相反的，如果高於或低於這個運動心跳強度的話，所消耗的熱量來源大部分來自於醣類，舉例說明如下：

康康今年 30 歲，最大運動心跳數為 220 － 30 ＝ 190，最好的燃脂運動心跳數 190×65% ～ 75% ＝ 124 ～ 143。因此，如果每次飯後都有走路、散步的

習慣，但是為什麼沒有看到減重效果的原因，是因為三個條件只達成了第一及第二個條件，而沒有達到第三個條件，所以找到一項自己喜歡的運動，每週三次，每次 30 分鐘，且這 30 分鐘必須達到會喘但可以說話的程度，並且能持之以恆，才有效果。

但是，要如何讓自己除了會消耗脂肪外，還可以再增加消耗速度或消耗量，也就是讓自己變成耗油量更大的車子，答案就是「肌肉」，以重量訓練來訓練肌肉，可以幫助燃燒更多的熱量及脂肪，並且輕鬆維持好身材。

Q4 運動過度會引發肌肉溶解症？

肌肉溶解症，也叫「橫紋肌溶解症」，主要是人體肌肉細胞壞死的疾病，造成的因素如下：很久沒有運動，卻在短時間內維持很高強度的運動，並且持續固定相同反覆的動作，超出身體所能負荷的能力範圍，而造成橫紋肌大面積的損傷破裂，可能會造成急性腎功能衰竭，嚴重也可能會失去性命。

但是別擔心，只要遵照運動教練的指導，循序漸進，慢慢地提升運動的強度，這些是不容易發生的。

Q5 運動前後該怎麼吃？

許多人常常詢問，運動前可以吃東西嗎？運動後多久進食才適合？如果在運動前未進食，可能因為熱量提供不足，血糖過低導致暈眩，造成不必要的傷害。建議運動前可以補充一些較好消化或好吸收的食物，如：香蕉、蘇打餅乾或含碳水化合物較高的運動飲料等，切記不要空腹運動，以為這樣消耗的熱量會比較多，其實這只會讓運動更沒有效率。

而運動後多久可以進食？其實可隨時補充，當然如果身體還處於恢復或不舒服的情況下建議先休息。運動後 1～2 小時內，肌肉對於肝醣即蛋白質的合成速率會提高，在這時間內適度補充足夠的營養，有助於提升身體的疲勞恢復，因此可以補充碳水化合物及蛋白質比例為 4：1 或 3：1，例如：半糖或無糖的豆漿（蛋白質），搭配香蕉或自行製作的全麥

麵包（碳水化合物）。但是熱量控制在 300 卡左右，而不是無忌口的亂吃，因為碳水化合物及蛋白質都有熱量，過量攝取產生過多的熱量，仍會囤積在身體內，變成了甩也甩不掉的體脂肪。

<300 卡健康配：碳水化合物 + 蛋白質

碳水化合物	份量／重量	熱量(卡)	蛋白質	份量／重量	熱量(卡)
饅頭(中)	1 個 50g	210	低糖豆漿	1 瓶 450g	200
全麥吐司	1 片 25 g	72	堅果 (杏仁、腰果)	1 小把 17 g	100
柳橙原汁	1 杯 250 g	125	茶葉蛋	1 顆 65 g	75
香蕉(中)	1 個 120g	120	水煮鮪魚罐頭	1 罐 90g	62
土芭樂(中)	1 個 155g	60	花生醬	2 小匙 9g	57

＊資料來源：臺安醫院營養師劉怡里提供

 Q6 如何增強心肺功能？

　　每週 3 ～ 5 次，每次 20 ～ 60 分鐘，從事全身性、中低強度、長時間的運動，例如：健走、游泳、騎自行車等，達到微喘可以說話、流汗的運動。若是剛加入運動行列的人，須注意運動時間，勿做太多或太久，需循序漸進增加時間及強度，才不會造成運動傷害。

心肺運動：健走

上半身動作要領

1 手肘彎曲約成 90 度。
2 身體線條盡量向上拉高，不彎腰駝背。
3 手臂向上擺動，拳頭約至肩膀高度，向後擺動，
　拳頭約至腰際。

下半身動作要領

1 應先讓腳跟著地，再將身體重心轉移到前腳掌
　處，最後利用腳尖用力推離地面。
2 膝蓋關節不伸直鎖死，保持放鬆狀況但不刻意
　彎曲。
3 不用刻意跨大步伐，速度加快，自然步伐就會
　加大。

TIPS 每次健走可持續 20 ～ 50 分鐘，保持呼吸微喘，但還能說話的運動強度。

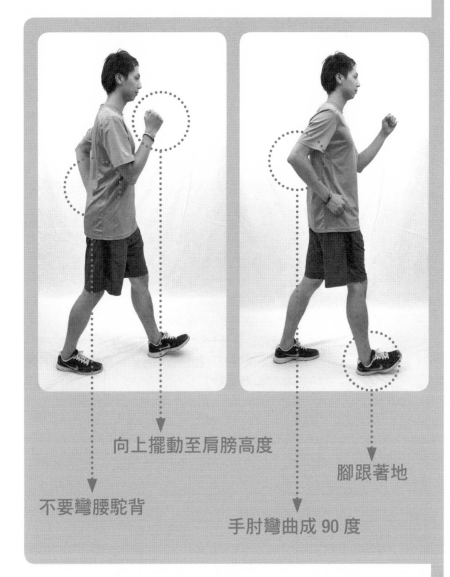

向上擺動至肩膀高度

腳跟著地

不要彎腰駝背

手肘彎曲成 90 度

心肺運動：開合跳

動作要領

1 預備動作，將雙腳併攏，雙眼凝視正前方，肩膀放輕鬆（圖1）。

2 雙腳輕輕跳起（圖2），將雙腳打開比肩膀稍寬，輕輕落地（圖3）。

3 雙腳再輕輕跳起，將雙腳併攏，回到預備動作。

4 腳膝蓋關節不伸直鎖死，保持放鬆狀態，但不刻意彎曲。

TIPS 每次動作可做10～20秒，中間休息10～20秒，隨時調整呼吸，勿憋氣，並依照身體狀況自行增減次數及時間。

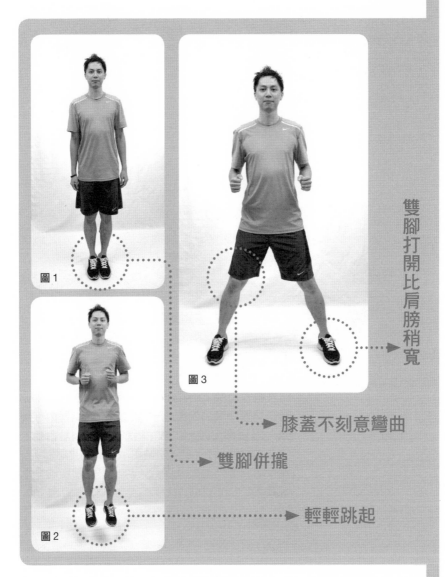

圖 1

圖 2

圖 3

雙腳打開比肩膀稍寬

膝蓋不刻意彎曲

雙腳併攏

輕輕跳起

心肺運動③原地抬腿

動作要領

[1] 預備動作，雙腳打開約與肩膀同寬，雙眼凝視正前方，肩膀放輕鬆。

[2] 先將左腳膝蓋輕輕抬起，約至腰部的高度，手臂動作如健走的上半身姿勢（圖1）。

[3] 再將左腳輕輕放下，並換右腳膝蓋輕輕抬起，約至腰部高度（圖2）。

[4] 將腳抬高時，身體線條盡量向上拉高，臀部不向下蹲坐，站立的單腳膝蓋關節不打直鎖死，保持放鬆狀態，但不刻意彎曲。

TIPS 每次動作可做10～20秒，中間休息10～20秒，隨時調整呼吸，勿憋氣。兩個動作可交替做，例如：10秒開合跳，休息10秒，10秒原地抬腿，休息10秒，為一個運動循環，並依照身體狀況，自行增減動作速度及次數，以及兩個動作的循環次數。

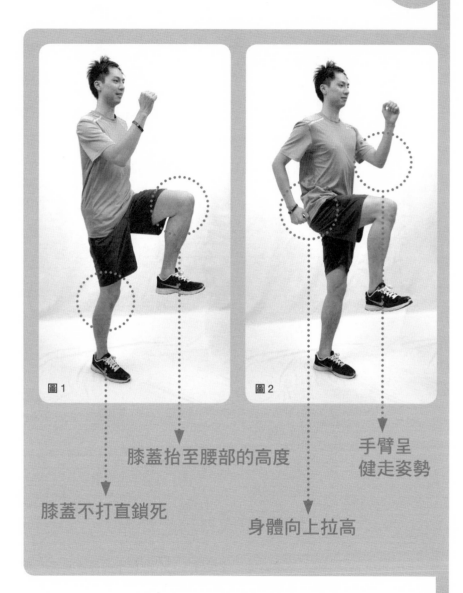

圖1　　　　　　圖2

膝蓋抬至腰部的高度

手臂呈
健走姿勢

膝蓋不打直鎖死

身體向上拉高

如何增加肌耐力？

每週 3 ～ 5 次，每個動作反覆 10 ～ 20 次，讓肌肉有酸酸、緊緊脹脹的感覺，但關節不能有疼痛的感覺，動作過程中需注意呼吸的調整，不憋氣。

肌耐力運動：弓箭步＋下蹲

動作要領

① 雙腳打開與肩同寬，前後弓箭步站立，身體重心位於兩腿中間（圖1）。

② 膝蓋對齊腳尖，讓大腿、膝蓋、腳尖連成一直線（圖1）。

③ 吐氣時，左腳膝蓋慢慢往下，右腳膝蓋不超過腳尖（圖2）。

④ 吸氣時，臀部後側用力將身體推站起來，回到原本預備動作。

⑤ 再換右腳，重複上述動作（圖3）。

TIPS 下蹲時上身須保持直立，身體不前傾或駝背，兩腳各做 10 下後交替進行。

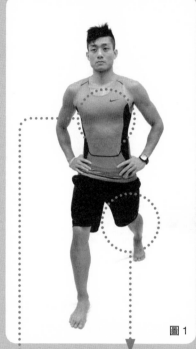

圖 1

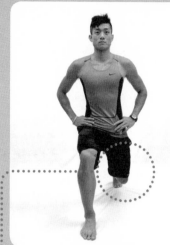

圖 2

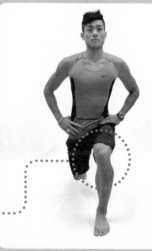

圖 3

大腿至腳尖
連成一直線

膝蓋慢慢往下 ◀┈┈┈

膝蓋不超過腳尖 ◀┈┈┈

重心位於兩腿中間

肌耐力運動：單腳＋下蹲

動作要領

1 雙腳打開與肩同寬，前後弓箭步站立（圖1），
　將重心慢慢轉移至前腳，左腳離開地面（圖2）。

2 支撐腳的膝蓋對齊腳尖，讓膝蓋、腳尖連成一
　直線。

3 吐氣時，臀部位置穩定讓身體慢慢下蹲（圖3）。

4 吸氣時，右大腿用力向上，回到預備姿勢。

5 再換右腳重複上述動作。

TIPS 兩腳各做 10 下後交替進行，保持呼吸不憋氣，
下蹲的角度依照自己的身體的能力進行。

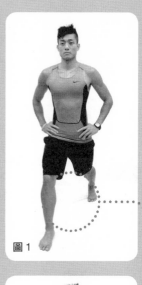

圖 1

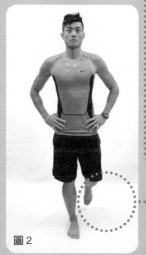

圖 2

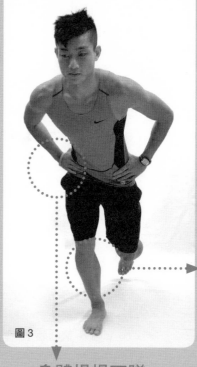

圖 3

連成一直線

身體慢慢下蹲

弓箭步

後腳離開地面

肌耐力運動：俯臥姿＋Y字

動作要領

1 身體面向下，呈趴臥姿勢（圖1）。

2 讓身體穩定有力量呈一直線，腰部不會往地板垂下或駝背（圖1）。

3 將雙手放置在身體前 45 度方向位置，讓手及身體呈現 Y 字，調整呼吸，吸氣預備（圖1）。

4 吐氣將手臂向上舉，至最高點後放鬆吸氣，回到預備位置（圖2）。

TIPS 動作反覆 10 ～ 20 次，作此動作時注意小腹同時內縮，可一併訓練腹部肌肉，且臀部要夾緊，臀部才不會翹起來。

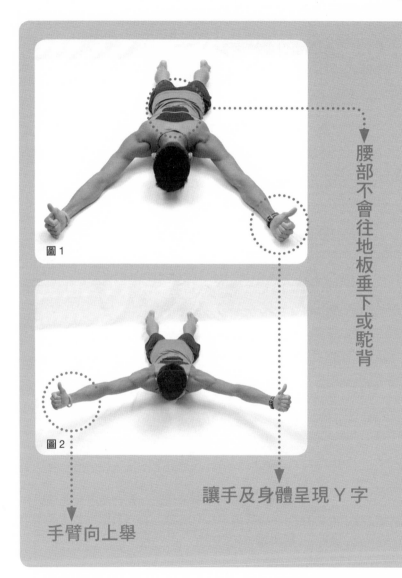

圖 1

圖 2

腰部不會往地板垂下或駝背

讓手及身體呈現 Y 字

手臂向上舉

Q8 如何提升柔軟度？

　　慢慢延伸要伸展的肌肉，直到有點緊繃的感覺後，維持動作靜止住，切記不要前後的晃動彈震，然後保持自然的呼吸，維持 10 ～ 15 秒後，放鬆回復到原來預備動作，每個動作可重複 2 ～ 3 次。

柔軟度運動：貓牛式

1 四足跪姿，雙手在肩膀正下方，雙膝與骨盆同寬，保持背部平直（圖1）。

2 吸氣時，頭與尾椎向上延伸，腰部下沉（牛式，圖2）。

3 吐氣時，低頭拱背，收縮腹部，伸展背部肌群（貓式，圖3）。

4 回到四足跪姿。

TIPS 此運動主要伸展背部肌肉，配合呼吸反覆流動伸展，每次做 10 ～ 15 次，每日可進行 2 ～ 3 次；注意將肩膀放鬆，手肘微彎，減少肩關節壓力。

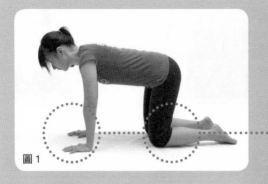

雙手置於肩膀正下方
雙膝位於骨盆正下方

圖1

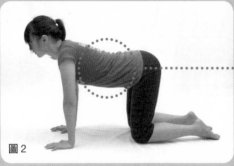

腰部下沉

圖2

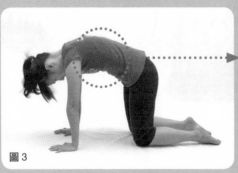

拱背、收縮腹部

圖3

柔軟度運動：勇士

動作要領

1. 雙腳與肩同寬站立（圖1）。
2. 右腳向後跨大步，呈弓箭步（圖2）。
3. 左腳膝蓋在腳跟正上方，膝蓋不超過腳尖；骨盆朝向正前方，右腳尖朝外45度，腳跟下壓（圖2）。
4. 吸氣雙手向上延伸，吐氣肩膀放鬆（圖3）。
5. 回到站姿，再換左腳進行。

> **TIPS** 此運動主要伸展上半身及小腿肌群，配合呼吸左右腳交替伸展，每次做6～8次，每日可進行2～3次；注意雙手上舉時肩膀放鬆，脊椎保持延伸，腳跟下壓。

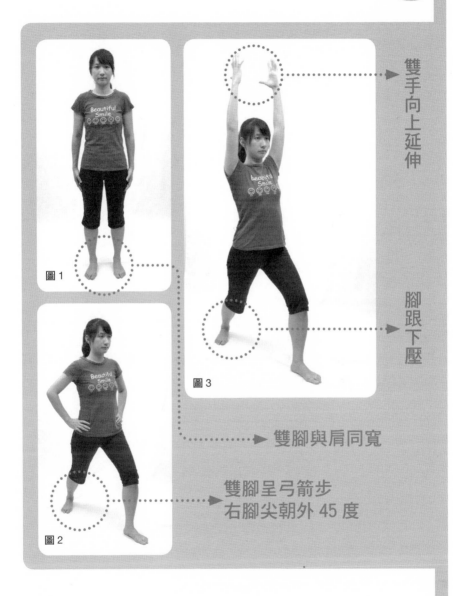

雙手向上延伸

腳跟下壓

圖1

圖3

圖2

雙腳與肩同寬

雙腳呈弓箭步
右腳尖朝外 45 度

柔軟度運動：駱駝式

動作要領

1 跪姿立式，膝蓋與肩同寬，腳背放鬆（圖1）。
2 吸氣延伸脊椎，雙手握拳，將拳頭置於後側骨盆上方（圖2）。
3 吐氣雙手手肘向內靠近，胸口向上延伸，肩膀放鬆（圖3）。
4 吸氣回至跪姿立式，反覆進行。

TIPS 此運動主要伸展胸、腹部肌群，配合呼吸反覆流動伸展，每次做 10 ～ 15 次，每日可進行 2 ～ 3 次；注意將肩膀放鬆，減少肩關節壓迫，伸展時注意腹部力量收緊，減少腰椎壓迫。

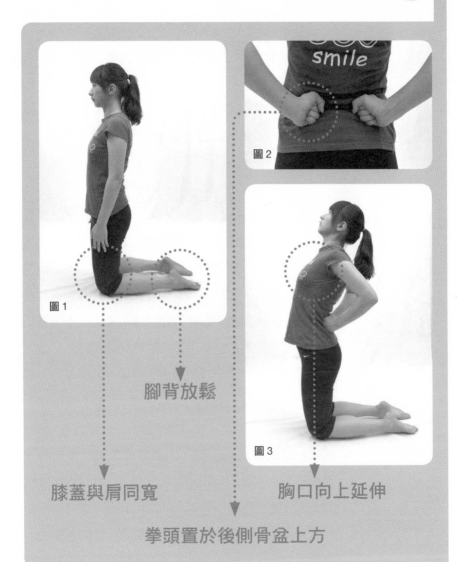

圖 1

圖 2

圖 3

腳背放鬆

膝蓋與肩同寬

拳頭置於後側骨盆上方

胸口向上延伸

Q9 前庭刺激能減緩老人平衡功能的退化？

　　意外跌倒往往是導致老人骨折的重要兇手，除了因為肌力不佳，也與平衡功能退化有關，可以透過適當的活動，來協助減緩老人平衡能力退化的發生。

　　前庭感覺接收器，位在於人體的內耳，與察覺身體平衡、判斷速度、辨別重力的方向有關。在每天的走路、跑步、搭車等活動中，都產生大小不等的前庭刺激。然而，如果長時間坐在家中，往往會導致前庭刺激不足，而使平衡感退化，所以老人常出現害怕跌倒或失去平衡的感覺，最後往往造成不願意外出，進而導致前庭刺激變得更貧乏，變成一個反覆的惡性循環，加速身體平衡能力的退化。

　　在美國家庭的前廊，大部分會放置一張搖椅，讓家裡的主人可以悠閒地坐在搖椅上，欣賞自家前院的風光。搖椅可以提供溫和的前庭刺激，維持適當的前庭刺激量，特別是針對於移動能力不佳的老年人。由此而知，坐在家裡不動並不是一個好主意，為了達

到減緩平衡能力退化，因此每週建議養成出外運動的習慣。除了可以調節心情之外，更可以從身體移動的過程中，獲得適當的刺激前庭，減緩老人平衡功能的退化，達到預防跌倒的情況。

Q10　柔軟操能改善老人的肌肉筋膜緊繃？

　　肌肉是人體的第二個心臟，除了幫助人們移動，更扮演促進末端血液回流的功能。若老人的活動量減少，使得身體循環遲滯，漸漸導致肌肉筋膜緊繃，這時會更進一步地壓迫血管或神經，產生不必要的痠痛，更減低老人出外活動的意願。

　　因此，在早晨可以運用溫和的柔軟操來暖身，幫助身體延伸與舒展，讓肌肉保持彈性，放鬆緊繃的肌肉筋膜，並有效減少肌肉拉傷，以及促進末端血液循環，並可改善老人活動量降低的情況。

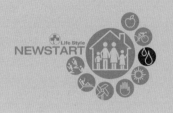

Water 充足飲水

人體身體體重的 60 ～ 70% 是水分，全腦重量的 70 ～ 85% 是水分，人體億萬個細胞裡的物質：氧氣、養分、礦物質，各種特殊的蛋白質及廢物等都需要靠水來運送。每一個細胞都是由細胞膜構成的小水池，細胞 60% 是水分，細胞外也是水，細胞與細胞之間的物質經常互換，體內所有的生化反應也都需要水的存在。身體缺水，一切生化反應會變慢，也容易使毒素廢物累積在體內造成傷害，因此每天喝足夠且乾淨的水是很重要的。

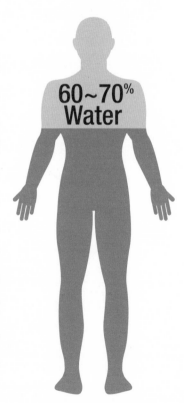

60~70%
Water

Q1　喝水有什麼好處呢？

1 腸胃道順暢

　　食物殘渣中的水分在大腸中會被回收利用，因此身體若缺水，大腸將會極力吸收水分，導致大便乾硬難以排出。醫師常提醒便祕患者要增加纖維質的攝取，而纖維是需要水分來作潤滑及膨脹的作用，所以只增加纖維卻忘了攝取足夠水分時，反而會使便祕惡化或出現腸胃絞痛的情形。

2 身體遠離結石

　　腎臟是大部分鹽分及礦物質排出的途徑，充足的水分可避免礦物質沉積在腎臟造成結石。

3 提升活力

　　脫水會讓人疲倦，晚上睡覺時，身體會流失水分。因此早上起床時若覺得昏昏欲睡，先別急著喝咖啡，喝杯水一樣有醒腦的作用。

4 幫助減壓

人體有七成至八成由水分所組成，缺水對身心都是極大的壓力。平時壓力大或煩躁時，不妨倒一杯水慢慢一口一口的啜飲，也可幫助身心平靜。

5 運動更有效率

水分的補充可避免肌肉在運動時抽筋並潤滑關節，能讓運動更持久。

6 養顏美容

缺水的肌膚易產生細紋，補充水分可幫助代謝細胞的廢物。

7 幫助減重

在減重過程中，水是一個重要的元素，燃燒脂肪需要水分，缺水將會使脂肪燃燒的過程減慢，而且脂肪燃燒後會產生許多廢物，也需要充足的水分將其排出體外，例如：減重者血液中尿酸值會升高，若不補足水分則易有痛風發作的機會。另外減重時也常有便祕的困擾，可靠多喝水改善。有人說：「我是易胖體質，連喝水都會胖！」其實水是沒有熱量的物

質，不可能因為喝水而發胖。有些人是用激烈的禁食等方式減重，乍看之下好像短短幾天體重就下降了，其實只是脫水造成的假像。另外減重的人也常有水腫的問題，可能因為飲食偏好重口味，反倒應該避免攝取過多的鹽分，且避免在睡前補充過多的水分，才是真正的解決之道。

Q2 一天要喝多少水才足夠？

　　成人每天經尿液排泄約 1500c.c.，經由呼吸及排汗所流失的水分約 500c.c.，因此一般粗略估計一天大約需要 2000c.c. 的水分。然而，因著個人體型、天氣、溫度、活動量等因素的差異，每個人的真正需水量或有差異。

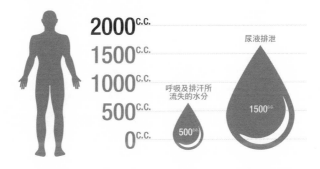

2000c.c.
1500c.c.
1000c.c.
500c.c.
0c.c.

尿液排泄

呼吸及排汗所流失的水分

1500c.c.

500c.c.

美國食品營養委員會
建議水的攝取量

定義	時期	每日攝取量（公升）
嬰兒	0～6個月	0.7
	7～12個月	0.8
兒童	1～3歲	1.3
	4～8歲	1.4
男性	9～13歲	2.4
	14～18歲	2.1
	19歲以後	3.3
女性	9～13歲	2.3
	14～18歲	3.7
	19歲以後	2.7
妊娠女性	14～50歲	3.0
哺乳婦女	14～50歲	3.8

由上表可知，不同的年齡層，所需水量不盡相同。另外，人體攝取的水分有部分也來自食物，例如：蔬果、肉類、白飯裡也含有水分。

特殊族群的飲水

1 嬰兒

　　一般說來，6 個月以下的嬰兒在母奶、配方奶、副食品中就可攝取到需要量，不太需要額外給予水分。因嬰兒腎臟功能未成熟，過度飲水可能造成低血鈉而產生水中毒。對於較大的小孩，當生病發燒而導致脫水時，可先觀察尿量和顏色，若尿量變少或顏色變得濃黃，表示需要補充水分。

2 孕婦

　　懷孕期間，母體的代謝旺盛，因此每天都需要足夠的水量來防止脫水，否則可能影響胎兒的成長代謝。再者，懷孕的婦女常有便祕的問題，因此除了食用富含纖維素的蔬果之外，更應該以喝水來解決，多喝水也可避免懷孕時常見的泌尿道感染。

3 老年人

　　很多老人為了怕頻尿上廁所而少喝水，然而水分不夠的結果可能容易導致泌尿道感染，呼吸道的分泌物也會變得濃稠，或造成姿勢性低血壓惡化而

增加跌倒機率。老年人缺水時，口渴的感覺比年輕人不明顯，所以更是缺水的高危險群。因此當口渴時，表示身體已明顯缺水了，最好能定時飲用足夠的水。若老人家有較嚴重的心臟病、腎臟病、肝硬化、水腫等問題，建議諮詢醫師討論每天適合的飲水量。

Q3 可以用飲料代替水嗎？

　　許多人覺得水沒有味道不喜歡喝，口渴時只喝茶、咖啡、碳酸飲料、果汁等來補充水分。然而，茶、咖啡、汽水等含咖啡因有利尿作用，水分很快又從尿中流失掉了，並無法足夠補充人體所需的水量。而且茶和碳酸飲料也會增加骨質流失的風險，以及增加尿路結石的可能。咖啡因也讓交感神經過於活絡，抑制副交感神經放鬆狀態的功能，長期飲用容易成癮，如果晚上喝太多會導致無法入眠。若喝含糖飲料或運動飲料等，因含有糖分也是熱量的來源，飲用過多容易肥胖，引發代謝症候群等相關的疾病。因此，對人體最有益的飲品還是「水」，所以，別讓這些外來的東西給迷惑了。

　　有些人喜歡在炎熱的夏天裡喝下一大口又冰又涼的冰水，彷彿身體立刻得到舒暢，但殊不知這一大口冰水造成身體多大的負擔！我們在飲用冰水的同時，身體必須消耗極大的能量，才能將喝下的冰飲料溫暖至正常體溫，也可能會造成新陳代謝和免疫力的下降，建議飲用常溫或溫開水比較適合。

Q4　你喝的是什麼水？

　　2007 年台灣自來水處針對台北市民的調查中發現，93% 市民認為自然水不可以生飲；30% 直接將自然水煮沸；51% 使用淨水器過濾後才使用，其中41% 的人將過濾水再煮沸，顯示這 41% 的人對水的品質要求相當高，更有 15% 的民眾只喝瓶裝水。

1 煮沸的自來水

　　自來水是靠「氯」消毒的，自來水中的餘氯，遇上管線中的有機物質，會產生二氯乙醇、三鹵甲烷等致癌物質產生，也可能增加婦女產下畸形兒的機率。自來水煮沸後，建議再多煮幾分鐘再關火，可以使

三鹵甲烷揮發，最好這時將排油煙機或是窗戶打開，以避免肺部吸入揮發出來的有害物質。家裡的水塔要記得定期清洗，以及定期更換濾水器的濾心。

2 礦泉水

嚴格來說，應從地下深處自然湧出，未經人為加工，且未受污染，以及方圓 10 公里以內不能有導致水質污染的變因存在，經過檢驗合格才包裝販售。通常礦泉水含有較為豐富的礦物質，如人體所需的鐵質、鈣質、鈉和鎂等成分。不同礦泉水所含的礦物成分亦不盡相同，故每個品牌都有其獨特的味道和口感，例如：有些礦泉水含鈉鹽量較多，味道就會比較鹹。

相較於其他的水種，礦泉水確實含較多人體需要的礦物質，但只能從水分中攝取嗎？不！人體需要的礦物質皆能在天然且均衡的食物中攝取。

3 RO 滲透水

屬於純水，透過半透膜技術將水中的雜質、礦物質、微量元素、病原菌及無機鹽類去除。

4 蒸餾水

是指經過高溫煮沸後，蒸發的水蒸氣再經冷卻所集結而成。在處理的過程中，水中的雜質、污染物、重金屬以及礦物質等都會被分離，也是百分之百的純水。

一般來說，醫生並不建議長期只喝 RO 滲透水及蒸餾水等過於純淨之水，因為純水在除去水中細菌、病毒、各種雜質的同時，也除去了對人體有益的微量元素，故缺乏維持人體機能運作所需的礦物質、微量元素及無機鹽類，較不適合長期飲用。

5 電解水

電解水是利用電解方式，透過氧化還原的反應分離出鹼性水和酸性水。在陽極會生成具氧化力之酸性水，陰極則生成具還原力之鹼性水。水中的鈣、鎂、鈉、鉀等礦物質也多聚集在陰極的鹼性水中。

鹼性離子水主要為飲用、烹調、清洗蔬菜、植物澆灌等，有些人認為長期飲用可以中和身體的自由基，改變酸性體質等具有保健效果。而弱酸性離子

水可當皮膚收斂劑使用，據稱有美容效果，亦可當作殺菌消毒、清潔器皿、擦拭傢俱。pH 值小於 2.5 之超酸性水則有殺菌功能。

但需要特別注意的是，若家中水的來源是地下水或泉水則不適合裝設電解水機，因為這些水質當中可能會含有重金屬等污染成分，電解後的水會集中在飲用鹼性水當中，反而造成身體更大的傷害。

⑥ 海洋深層水

一般定義為水深 200 公尺以下，陽光照射不到，具有低溫、富營養、潔淨、高礦質與成熟無機物之海水。由於無陽光照射，此深度之植物性浮游生物無法行光合作用及繁殖，病原菌稀少，水中富含微量元素與多種人體必需的礦物質，如鈣、鉀、鎂等，據稱與人體體液成分類似，容易吸收。另外，海洋深層水也常被應用在美容產品中，作為保濕相關的應用。

然而，這些機能水，究竟對人體的好處有多少，目前尚缺乏大量的醫學實證，民眾若要購買包裝飲用水，也宜選擇長期信譽良好的廠牌。另外，瓶裝水若

放置過久，或儲存環境屬於高溫曝曬，塑膠瓶中的化學物質有可能部分融入水裡，必須儲存在陰涼的環境裡。

Q5 怎麼喝水才健康？

什麼時間喝水才正確，這似乎是每個人都有的疑問。早上喝可以幫助排便？餐前不能喝水？睡前喝水隔天會水腫？以上這些問題都是真的嗎？事實上，在不同的時間內喝水，好處也不盡相同。

1 清晨喝水

清晨是一天當中的開始，也是最應飲水的時間，因此早上起床後應立即補充 300 ～ 500c.c. 的開水，因為腸胃經過一整晚消化食物之後，以及流汗、蒸發使水分排出體外，會造成體內的水分減少，因此清晨補充水分，可幫助腸胃蠕動，以及減少便祕的問題。更重要的是，還能降低血液的黏稠度，促進血液循環，維持體液的平衡。

2 餐前喝水

　　午、晚餐前空腹應喝水，但不要一口氣喝掉，要慢慢的一口一口喝，不要邊吃邊喝，才不會沖淡了消化液，反而阻礙消化作用。

3 睡前喝水

　　對於睡前喝水有兩派的說法，其一派主張睡前不宜再喝水，因為可能會一直上廁所，影響夜間的睡眠品質，且若在白天已經補足一整天需要的水分，晚上應當就不會再口渴；另一派則主張睡前喝一杯水是有好處的，人體在睡眠的時候會自然發汗，在不知不覺中流失了水分及鹽分，而睡眠的 8 小時內，身體無法補充水分，這就是為什麼早晨起床會覺得口乾舌燥的原因了。因此醫生建議在睡前半小時要預先補充水分、電解質，讓身體在睡眠中仍能維持平衡的狀態，同時也能降低尿液濃度，防止結石的發生機率。綜合不同說法，建議可在睡前 1～2 小時喝水，但不宜過量，睡眠的場所應當控制溼度及溫度，避免太乾燥或流太多的汗導致水分的缺乏。

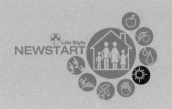

Sunlight 適度陽光

　　東方女性愛美白，所以往往不敢曬太陽；其實，只要不過度曝曬，做好防曬處理，陽光不但不可怕，還對人體有益。研究顯示，每天照射陽光 15 分鐘，就能得到充足的維生素 D。陽光也具有殺菌、抗病毒的能力，讓身體產生抑制癌症的抗體；它還能減少血中膽固醇、降低血糖、增加紅血球帶氧的能力，並降低高血壓、降低心律和強化心肌力量、促進肝功能運作與傷口癒合。另外，曬太陽更能帶來好心情，因為陽光能刺激腦部產生多種荷爾蒙，對心理壓力的抒解很有效。不妨選在紫外線指數較低的時間（如夏天的早晨或傍晚），到戶外走走、運動一下，享受陽光的洗禮吧！

Q1 　陽光具有意想不到的好處？

1. 紫外線有消毒、殺菌的功能，所以居住的地方必須有充足的陽光照射，避免潮濕陰暗以滋生細菌。

2. 陽光中的遠紅外線可幫助身體作深層按摩，促進血液循環。

3. 適當曬太陽，使皮膚中的「7-脫氫膽固醇」，經紫外線照射轉化成維生素 D_3，調節鈣和磷的吸收，可預防骨質疏鬆。

4. 適當的日曬可以協助改善乾癬。

Q2 　紫外線，真的不好嗎？

　　紫外線是太陽輻射的一種。太陽放出不同能量或波長的輻射，有些是人眼可見，如彩虹的各種顏色，而紫外線由於其波長短於紫光，是人眼看不到的。紫

外線又分為 UVA（Ultraviolet A）、UVB（Ultraviolet B）、UVC（Ultraviolet C）三類。由於所有 UVC 和部分 UVB 會被大氣層所吸收，因此到達地面的紫外線大多是 UVA 和部分 UVB。在今日，太陽已被視為皮膚癌及皮膚老化的元兇，因此民眾逐漸降低曝曬陽光的時間與機會，但是過度減少日曬，對身體健康的危害卻更加嚴重！

到底紫外線是真的不好嗎？其實不然，適當的紫外線照射可以誘導皮膚生成維生素 D_3。這種維生素對健康有積極正面的影響。它能控制鈣的新陳代謝（這是維持生命正常運作的中樞神經，以及骨骼生長和骨質密度）、免疫、細胞增殖、胰島素分泌和血壓，所以適量的照射反而是好的。

除此之外，紫外線亦作為醫學上使用，例如：利用紫外線殺菌、消炎。通常利用短波長的紫外線（波長約在 250～260nm），可以破壞染色體的特性，來消毒或殺菌；而部分飲用水，也可以利用紫外線來消毒。

但過度的曝曬於陽光底下，確實會對皮膚造成傷害。當過度曝曬，皮膚會變紅，並有輕微刺痛，這種情形稱為曬傷（Sunburn），之後皮膚變黑，即稱為黑化（Suntan）。曬傷是皮膚細胞受到損傷的狀態，為防止紫外線入侵體內，皮膚的黑色素細胞會產生黑色素以保護皮膚，所以曝曬之後皮膚會變黑。

紫外線會造成肌膚產生黑斑和皺紋。紫外線中的 UVA 會通過表皮層而到達真皮層，並造成真皮層中膠原蛋白和彈力蛋白的變性，這種變性通常不容易修復，其結果便是皺紋的產生。此外，皮膚在紫外線的侵襲下會製造黑色素，黑色素聚集後便會形成惱人的黑斑。紫外線也會讓皮膚細胞變性產生皮膚癌，這也是為什麼皮膚科醫師會不斷重申防曬的重要性。

Q3 防曬乳真正的功效？怎麼使用才正確？

1 預防曬傷

適度的曬太陽可以促進身體健康，但過度的曝曬則會造成皮膚曬傷等不良的後果。陽光中的 UVB

是造成曬傷的主要原因，曬傷會引起皮膚急性紅腫，嚴重則導致水泡形成。而當皮膚因為曬傷而造成嚴重發炎，甚至起水泡，就不是護膚品所能解決的，而須尋求醫療的協助。

❷防止老化

陽光是引起皮膚老化最直接的外部因素，會過早出現皺紋、色斑、皮膚粗糙等現象，防曬可以減緩這種由外部因素引起的老化。

❸防止曬黑

陽光中紫外線的 UVA 是引起皮膚變黑及老化的原因之一，所以選擇防曬品時，UVA 防曬係數 PA（Protection Grade of UVA）的高低也相當重要。

❹物理防曬 VS. 化學防曬

許多人擔心防曬乳太油、太乾，煩惱該用物理性還是化學性，擔心防曬乳會讓皮膚長痘痘，甚至擔心防曬乳的成分會致癌等。防曬的目的是為了皮膚健康，所以選擇防曬品時，不能只將重點放在防曬效果上，還要同時考慮對皮膚的安全性以及舒適性。

按防曬機制可分為物理性防曬、化學性防曬及混合型防曬。物理性防曬的主成分大部分為二氧化鈦、氧化鋯和氧化鋅，可以反射或散射紫外線達到防曬的效果。

物理性防曬的主成分較不會和皮膚產生交互作用，對皮膚的刺激性較小，但通常質地偏厚重且油膩。化學性防曬則是以化學物質與表皮細胞結合後，來吸收紫外線或轉化紫外線為無害的能量。因為單一成分對紫外線吸收的波長範圍不足，一般產品通常內含數種化學成分，方能吸收多數傷害皮膚的紫外線。化學性防曬通常質地較清爽，但相對而言，這類防曬產品對皮膚的刺激性較大。

在防曬品的選擇上必須根據本身的膚質以及季節、天氣來決定，一般來說，台灣的夏天陽光猛烈，必須塗抹高係數防曬品才足夠，在陽光比較不強的陰天、雨天或冬天，可以選擇較低係數的防曬品。若是本身為敏感性膚質，建議選擇純物理性防曬品以避免皮膚過敏。在戶外活動至少每 2 小時要補擦一次防曬品，若從事水上活動，上岸後要立即補擦。

消費者可以先到百貨專櫃或藥妝店試用，來選擇最合乎自身需求的防曬品。

Q4 缺乏維生素 D，身體開始生病？

維生素 D 的主要生成是透過陽光曝曬後由身體自行合成而來，某些特定的食物中也可攝取維生素 D。近年來研究顯示維生素 D 似乎和許多慢性病都有關聯，包括：多發性硬化症、糖尿病、大腸癌、乳癌、前列腺癌等。

而維生素 D 亦可稱作「鈣質的搬運工」，最主要的功能，是調節鈣和磷的吸收，促進骨骼的生長和重構。當我們充分攝取維生素 D 時，可以促進小腸壁吸收鈣質，達到強化骨骼之目的。反之，若維生素 D 不足，縱使攝取再多的鈣質，也無法被人體吸收。不只是佝僂症，其他如停經後婦女與老年人常發生的骨質疏鬆症或牙齒不好等情況，皆和維生素 D 不足有很大的關係，尤其小孩在骨骼與牙齒的生長發育上更不能缺乏。

　　因此，曬太陽是獲取維生素 D_3 的簡易方法，關於建議量方面，成人、青少年及小孩每日 5 微克，嬰兒、孕婦、哺乳期婦女及老人則要增加為每日 10 微克。另外，某些食物如魚肝油、蛋黃、肝臟等也含有維生素 D。但我們從食物或營養補充品中獲得維生素 D 是未完全被活化的狀態，在它完全具有活性之前，需先從肝及腎中轉化。因此，若肝或腎有毛病的人，比較易患骨質疏鬆症。

　　一般來說，每天臉或手部裸露接受溫和的日曬約 10 ～ 15 分鐘，就足夠合成一天所需的維生素 D。

 Q5 **光療法可以改善高血壓？**

　　專家研究發現，日曬 10 分鐘，可降低血壓 6mmHg。這是因為太陽光的紫外線照射可使機體產生維生素 D_3，而維生素 D_3 與鈣相互影響又能控制動脈血壓，因此適當的日曬，確實有助於血壓的下降。但若只靠日常生活飲食攝取，如魚、蛋或添加維生素 D 的配方奶，僅能提供約 10 ～ 20％的維生素 D_3

需求量。

最近已有研究統整過去 20 年的實驗，來探究非
活性維生素 D 與動脈高血壓的關係，並且皆有臨床
的數據可證實。一些研究也發現，血液中維生素 D
的濃度高低與血壓有關，若缺乏維生素 D，有可能
會增加心血管疾病的風險。證據還顯示，續發性副甲
狀腺機能亢進與低血鈣常見於維生素 D 缺乏的病患，
間接地解釋了缺乏維生素 D 的症狀與高血壓的關係。

總體而言，維生素 D 對於高血壓病患有強烈證
據證明它是有效的，此外，維生素 D 缺乏除了與心
血管後遺症有關之外，也與自體免疫、神經學、代
謝以及感染性的疾病相關，另外還可能導致骨折。
綜括這些維生素 D 的多重健康效益、維生素 D 缺乏
的高盛行率，以及維生素 D 的補充是可以用簡單、
安全且不昂貴的方式獲得，因此，民眾獲取充足維
生素 D 是有必要的。

Q6 食慾不振，曬太陽就會變好？

　　食慾不振在近年來已成為令人重視的一項問題，它雖不是疾病，但卻會漸進造成體能一點一滴的流失，一旦體能變差，抵抗力也會減弱，身體開始容易受到病毒的侵犯，長久下來，許多隱藏式的疾病也可能逐漸顯出，因此食慾不振的狀況絕不容小覷。

　　為什麼說常曬太陽，就能增進食慾呢？原因來自陽光中的紫外線進入人體內之後，會釋放出一種活性物質，也就是我們熟悉的組織胺。組織胺能幫助小動脈和微血管管壁的擴張，且能增強血管的通透性，血壓也就不易升高，同理，多曬太陽也能保護及幫助高血壓患者穩定血壓，甚至還可改善消化系統的微循環，促使血液循環通暢，並且具有增進胃液分泌的作用，刺激腸胃蠕動，自然食慾也就提高了。

　　因此，要改善食慾不振的情況，除了均衡飲食以及勤作日光浴，更甚於食用瓶瓶罐罐的營養補充品，所以一刻也不要延遲，快去曬太陽吧！

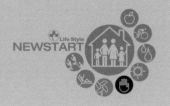

Temperance 節制生活

現代人總是成天喊著：「忙！忙！忙！」所以習慣藉由菸、酒、咖啡因（茶或咖啡），以及上網來提神或抒解壓力，有些人甚至以「酗」咖啡為樂，渾然不覺體內骨質已快速流失。對於這些已被醫學研究指出有害的生活習慣，我們都應該盡量節制，若能戒除當然更好。除此之外，其他看起來有益的事物，例如飲食、視聽、運動、工作、睡眠等也應該節制，否則還是有可能造成身體及心理的壓力。

Q1 吸菸少活 14 年，更賠上一輩子的健康？

聯合國推算，全球每年有 600 萬人因為菸害而提早死亡，其中 60 萬人是因二手菸而提早死亡，估

計到以目前菸害防制的狀態，到 2020 年全球每年會有將近 800 萬人死於菸害。台灣目前每年約有 2 萬人死於菸害，預估 20 年後將有 40 萬人死於菸害。吸菸者平均比一般人減少 13～14 年的壽命，其主要死因，如癌症、心臟病、慢性阻塞性肺病、肺炎、流行性感冒、肺結核，都因為吸菸而導致病情惡化好幾倍或幾十倍。

吸菸導致的問題並非僅止於肺部，吸菸時吸入的有害物質從肺泡進入血管中，這使得血管發炎，血脂肪進入血管內皮下方，導致血管變窄。當血液循環不足時就會疼痛，且隨著循環不足位置不同而有不同症狀。例如，心臟血管變窄是心絞痛，只要出力或情緒激動時就會疼痛。吸菸導致血管發炎也使血小板活化，造成血管內的栓塞；當血塊擋住心臟血管就是心肌梗塞，擋住腦血管就是腦中風，不僅自己生活受影響，甚至連累家人需要放棄工作來照顧。

吸菸對血管的影響很大，所以戒菸對疾病痊癒有很大的幫助。發現心肌梗塞後即刻戒菸，死亡率減少 46%，而用藥物治療只能降低死亡率 12～25%。美

國政府統計，室內禁菸減少 40% 心臟病發作，而關節手術前 6 ～ 8 週戒菸，傷口併發症從 26% 減到 0%；全部併發症發生率也從 45% 減到 10%。即使是皮膚切片的小手術，吸菸時傷口感染率大約 20 ～ 25% 之間，戒菸 4 週後就剩下 3%，戒菸 8 週後就不會感染。

吸菸與糖尿病也有相關，吸菸量越大，糖尿病風險越高。糖尿病患吸菸，除了更容易發生心臟病之外，也容易出現腎臟病變，需要長期洗腎。

母親懷孕若吸菸，不但流產機會比一般人多出 27%，同時也會增加胎兒罹患癌症的機率，且小孩日後行動及個性較容易異常。父母親吸菸，則會增加孩童罹患氣喘或肺氣腫；且孩子吸了二手菸得到猝死症，比一般人高出 2 倍；而有抽菸的青少年以後長大成人，酗酒及吸毒的比例高於一般沒有抽菸者。

大部分吸菸的人都想要戒菸，但自己嘗試戒菸能超過 24 小時的機會只有 1/3，自己戒菸能超過半年的不到 5%。戒菸難以成功的原因是尼古丁有成癮性，尼古丁會影響腦部的感覺，吸菸後馬上會覺得

心情比較平靜，對於周遭事物的滿足感提高，但這種現象導致腦部產生改變，只要不吸菸時會有不安或心煩。雖然這種心情不好是吸菸造成的，但只要吸菸就會暫時改善心情，很容易使得吸菸的人明知吸菸不好也很難戒除。找專業人員協助戒菸才容易成功，以臺安醫院為例，有菸癮的人來戒菸門診，半年後大約50% 仍維持不吸菸，遠高於自己戒菸的成功率。

Q2 **喝酒沒有想像中的好，喝多喝少不如不喝？**

醫生經常告誡病人需戒除酒，就算只是淺嚐，長期下來也是害人不淺。酒會導致肝硬化、食道靜脈曲張、胃食道逆流、酒精性肝炎、急性或慢性胰臟炎、破壞免疫系統、腦萎縮等。而且喝酒也會增加罹患愛滋病的機會，因為它會降低製造抗體的 B 淋巴細胞，導致感染。

另外，酒也會使血壓升高，並使嘴唇、肝、乳房、直腸、細胞等產生病變，還有貧血、食道及胃的出血、影響維他命與礦物質的平衡等。

　　以性別來區分，婦女常喝酒會使得動情激素升高，甚至會增加經痛的嚴重度及延長經期的時間；對孕婦而言，酒會影響胎兒性器官發育，且產下的孩子有較高的同性戀傾向；而男性喝酒會對某些人造成睪丸萎縮、性功能障礙及乳房變大等問題。

　　一般人總認為喝酒對心臟好，據研究，法國人愛喝酒，但比美國人少罹患心臟病。其實，紅葡萄汁與紅酒對心臟的好處是一樣的，因為重點在於紅葡萄本身，因含有兩種會減低血液凝固的抗氧化物質——槲皮素（quercetin）和蘆丁（rutin，又稱芸香素），所以想要保護心臟，只要喝紅葡萄汁即可。

　　總之，健康掌握在自己的手中，在了解正確的健康觀念後，更希望民眾能奉行不輟，包括吃健康自然的素食、生活規律、常運動、戒除菸酒或不良惡習等，就能常保健康、發揮生命的潛能，實現自我及夢想。

Q3 上網不節制也是一種病？

　　隨著電腦與網路的普及，加上網路工業的興盛，網路成為生活中不可或缺的工具。尤其是對成長於E世代的青少年，網路遊戲及其他網路活動也成為現代生活中重要的休閒娛樂。由於網路的吸引力，加上複雜的社會及家庭變遷因素，網路成癮成為影響青少年健康重要的因素。一項針對南台灣青少年的調查發現，17% 的青少年有網路成癮的傾向，而且對青少年的身心健康造成嚴重的影響。「網路成癮症」是指過度使用網路，因而導致影響正常生活的人。依據美國一份統計資料顯示，如果一個人一個月上網時間超過 144 小時（平均 1 天約 3 ～ 4 小時），即可以被歸類為有「網路成癮」的跡象。

　　目前，醫學界對網路沈溺症有何症狀還意見分歧，但一般來說，歸結出以下病徵：

1 無法控制上網慾望。
2 不上網時總是魂不守舍或焦慮。

③因上網造成其他方面關係惡化。

④無法忍受沒有網路的痛苦。

⑤不管上網時間長短皆無法滿足。

　　當然，不同的人沈溺於網路的方式也不一樣，但就整體來說，出現網路成癮的行為以男生多於女生。

　　對於已經出現網路成癮的症狀時，應透過一些正向的方式來改善這些不正常的行為，可參考以下簡單的方式：

❶訂定減少上網時間的目標

　　可以透過一些想像的方式來減緩對網路的依賴，例如上網的時間增加，會減少與伴侶或者與人相處的時間，最終可能造成未來沒有感情的支持而覺得孤單等，來抑制上網的時間。之後可以使用小冊子將自己的上網時間與頻率記錄下來，每天結算離目標差距多少。

❷增加社交的機會

　　安排一些固定且較長期的旅遊或者技藝課程，

旅遊需要成群結伴以減少反悔的機會；課程則需要在最後的階段有成果發表，來監督自己可能會懶惰的行為，如此一來，必可減少使用網路的時間。

但若網路成癮的症狀過於嚴重，例如會導致身心的憂鬱及影響食慾等，則可尋求專家的意見。也特別建議 E 世代的父母，應該從小就注意網路時間的規劃和限制，並培養健康良好的生活習慣及多元發展的興趣與能力，降低孩子們對於網路及電腦的依賴性，讓我們的下一代有一個健康快樂的成長環境。

Q4 兒童 3 歲前，養成規律的生活作息是節制的關鍵？

成人可以由「自制」來調整身心，達到促進健康的目標。然而，對於年齡較小的兒童，由於大腦神經連結尚未成熟，因此無法自己控制慾望。所以，更需要父母提供適當的引導，協助兒童發展出良好的節制能力，讓孩子的身心發展可以更健康。

雖然孩子是父母掌心的寶貝，但父母要做的不是

無條件的「付出」，而是要提供孩子適當的「引導」。對於 3 歲以前的孩子，父母最重要的工作，並非是促進智能、補充才藝、加強學習；反而是最基本的「生活作息」與「日常習慣」的養成。此時，孩子的神經系統尚未成熟，因此無法抵抗環境中過多的感覺刺激，因此很容易會因為環境變化而引發情緒反應。如果環境安靜時，往往容易昏昏欲睡；如果環境吵雜時，往往變得蹦蹦跳跳。這並非是孩子故意搗蛋，而是孩子的中樞神經系統對於感覺刺激「篩選」的能力尚未成熟。因此，當外在刺激超過神經系統所能負荷時，就會出現過度興奮或哭鬧不止的情況。

此時，父母更應該提供規律的生活作息，養成固定的日常習慣，將可以降低孩子情緒行為的波動，並提供中樞神經系統最好的整合條件，這些正是孩子日後專心學習的關鍵。

❶專注力

「專注力」與「覺醒度」有密切的關連性，如果孩子的「覺醒度」能與參與的活動相配合時，就可以做出最恰當的「專注力」。「覺醒度」無論是「過

高」或「過低」都會影響孩子學習上的「專注力」，而導致學習上的困擾。例如：在學習數學或工作時，覺醒度要保持適當，就可以表現良好。但相反地，如果不能相互配合時，往往就會出現不適當的行為。例如：在大家都要睡午覺時，覺醒度卻保持高亢，往往就會出現講話或聊天的干擾行為。協助孩子培養規律的生活作息表，讓孩子學習何時必須保持清醒、何時保持安靜，這正是培養孩子專注力的基本功。請不要將孩子的課程排得滿滿的，反而攪亂孩子的生活作息。

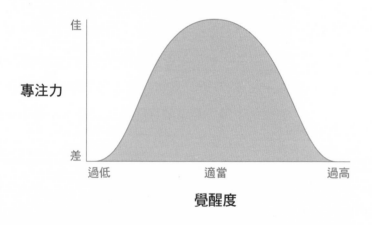

2 睡眠週期

睡眠對於兒童是非常重要的，透過休息的過程，

可以讓孩子重整一天的新事物。如果夜晚睡眠品質不佳，也會導致隔天無法專心學習的情況。當孩子起床後的兩個小時，也就是「專注力」最好的時候，因此學校往往會在 9 ～ 10 點的時候，安排較需要思考與推理的科目。如果孩子總是晚睡晚起，當最需要專注思考時，仍然昏昏沉沉，當然就很難對於學習產生興趣。

此外，即使是在週末，也要讓孩子睡午覺。現在多以雙薪家庭為主，許多父母為了彌補平時陪伴時間的不足，往往在週末會帶孩子去玩，卻忽略孩子已經養好規律的生活作息，而導致不必要的親子衝突。如果孩子錯過睡午覺的時間，等到下午 5 點時，會因為體力透支而無理取鬧。請記住，孩子需要你的引導，適時的幫孩子煞車，獲得充分休息，而不是讓孩子盡興的遊玩，這才是父母最需要做的事。

3 飲食控制

清晨喝一杯咖啡，是成人調整精神的方式，甚至是一種生活的品味。對於孩子而言，「咖啡因」會導致過度的刺激，反而讓孩子出現過度興奮，甚

至會搞亂生活作息。因此，孩子必須要盡量避免攝取含有「咖啡因」的食物，包含咖啡、茶、可樂等。但是父母容易忽略的是「巧克力」，雖然裡面「咖啡因」含量較低，但也足以讓孩子蹦蹦跳上 1～2 個小時。雖然對大人而言，「巧克力」不僅是一種零食，更是代表愛情的象徵，但是請不要使用「巧克力」作為孩子的獎勵品。

❹ 運動習慣

「運動」對於兒童而言，並非是單純地消耗過多的體力，而是協助孩子認識自己身體的歷程。孩子必須要經由「遊戲」與「運動」之間，反覆操作與修正自己的肢體動作，逐漸地學習如何適當地控制動作，進而發展出身體概念。

假設要學習一個新的舞蹈時，可以直接「看」示範，就可以做出正確的動作，而不需要反覆察看自己的手腳位置，就是「身體概念」的功效。如果孩子沒有足夠的練習機會，就會容易在學習新活動時，變得拖拖拉拉。

　　由於，都市生活型態的改變，孩子活動空間也受到壓縮，加上雙薪家庭的結構，更使得孩子減少運動的機會。當我們安排大量「靜態」的才藝活動，增加孩子的認知技巧的同時，請千萬不要忽略「動態」體能活動的重要性。如果孩子在「大腦認知」與「手腳操作」之間的落差過大，反而會讓孩子感到挫折，而不是快樂！

　　請幫孩子們養成每週三次，每次半小時至 1 小時的運動時間，這並不僅僅是「遊戲」，更是孩子在發展能力時的「必修學分」。從小幫孩子培養出良好的運動習慣，對孩子在健康與學習上都會有極為明顯的助益。

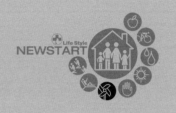

Air 清新空氣

　　城市不但生活節奏緊湊，空氣污染也很嚴重，甚至是造成地球持續暖化的主因，所以許多現代文明病都因此接踵而來，例如：呼吸道的敏感、退伍軍人症等，想要擁有好空氣真的不容易！

　　因此，利用閒暇時間到大自然走走，呼吸有負離子的新鮮空氣，對現代人來說非常必要。負離子可說是「空氣中的維生素」，對人體有淨化血液、活化細胞、增強免疫力、調整自律神經等好處。多呼吸新鮮空氣，會讓身體和心情都變好，減壓效果一級棒！所以啦～假日別再悶在家裡看電視了，到郊外瀑布、溪流、森林或山谷間走走吧！

Q1 空氣被污染，健康也被污染？

空氣污染不限於室外，室內的空氣也會受污染。室內空氣污染，是指在密閉空間中分佈著對人體健康有影響的有害物質。一般常見室內空氣污染來源，可能包括抽菸、燃香、食物烹食、使用不同類型燃料之暖爐與火爐、清洗頻率不足的空調系統及冷暖氣、傢俱與裝潢所使用的材質、塑膠物質、噴霧型的殺蟲劑與清潔劑、芳香劑、油漆、地毯、影印機等。更可怕的是室內空氣污染可能引發的人體傷害，包括：癌症、喉嚨乾燥、鼻部刺癢、咽喉痛及氣管灼熱感、慢性呼吸道疾病、心臟血管病變、發育障礙、生殖毒性等。

空氣污染可嚴重影響個人健康、生態系統和社會。特別令人擔心的是個人健康的部分，像是二氧化硫、二氧化氮等氣體和懸浮粒子會造成呼吸系統以及眼睛的不適，高濃度時可引發心臟病及呼吸系統疾病。一氧化碳與身體血紅蛋白結合，形成不易分解的碳氧血紅蛋白，影響血液運送氧氣的能力。鉛會影響

人的神經系統，令兒童智力發展遲緩。碳氫化合物，尤其是多環芳香烴化合物可致癌。氟氯碳化物會破壞臭氧層，導致更多紫外線抵達地面，增加患癌的機會。空氣中的煙塵使氣喘患者發作的頻率升高，使腹中胎兒出生後畸型的機率上升，也可能影響生殖系統，導致人類生育能力下降。世界衛生組織估計，每年空氣污染造成大約 200 萬人早死。

Q2 你缺氧嗎？小心慢性缺氧症候群上身！

近年來，由於科技快速的進步，也造成了空氣混濁、環境污染嚴重，再加上現代人工作壓力龐大與緊張的生活型態，慢性缺氧的問題已普遍存在於每個人身上。而「慢性缺氧症候群」最大的表徵就是易感疲勞、腰痠背痛、想睡覺，或工作一整天後感到頭昏腦脹、無法思考，甚至頭痛、眼睛不舒服等現象。然而，長期缺氧可能引發的症狀很多，包括手麻、皮膚缺乏光澤、頭昏、眼花、無力、創造力降低、思考能力變差等，這些現象都容易讓人輕忽，或者誤以為其他病症，因此經常無法對症下藥，

這些令人不適的情況也始終無法改善，說穿了，其
實就是慢性缺氧的問題！

　　現代人罹患慢性缺氧症候群，還有一個主要的
原因就是精神壓力，人體在壓力過大時，耗氧量是
靜止時的 2 ～ 3 倍，如果供氧量不足就會缺氧，甚
至影響呼吸系統，更降低身體氧氣供給機能。然而，
不良的飲食及運動習慣也會導致身體缺氧，飲食過
量或吃太多人工調味劑等對健康有害的物質，人體
就需要耗費更多氧氣以製造能量，代謝有害或多餘
的物質。還有缺乏運動使心肺功能下降，也會降低
人體吸收氧氣的能力，使血液循環變差，身體組織
獲得氧氣的速度也會變慢。另外，生病或身體老化
也會影響人體吸收與運送氧氣的功能，而出現缺氧
的狀況。要改善缺氧的問題，可採用下列方式：

1 先改善室內的空氣
　　首要保持空氣流通，若室內環境長期處於不流
通之下，空氣就容易潮濕、混濁，甚至孳生塵蟎，
因此開窗通風非常重要。

2 種植植物

　　在室內種植物是淨化空氣、增加供氧量的好方法，有些植物還能黏附灰塵，或吸收空氣中的有機揮發物質。然而，該如何挑選適合於室內栽種的植栽？可選擇葉面大、葉面皺摺多、葉片表面不平、多絨毛，且能分泌黏性物質的植物，例如：非洲菫、鐵十字秋海棠、皺葉椒草、薜荔等，但也需要定期的清理葉面的髒污，才能保持最佳的功效。特別提醒，一般植物在夜裡會釋放二氧化碳，因此盆栽應避免擺在臥室。

3 腹式呼吸法

　　可增加身體氧氣攝取量。許多研究顯示可增加呼吸的效率、刺激副交感神經、緩和心跳、增強呼吸效率。日常生活中，我們運用胸腔吸氣，若再加上腹式呼吸，將橫隔膜下壓後，以增加胸腔空間，連帶牽動肺部擴大，可將氧氣的攝取量提高 10%。但值得注意的是，應在乾淨空氣處採用，空氣污濁時勿用，否則會吸入更多的髒空氣。

Q3 空氣清淨機真的有效嗎？

　　在密閉建築空間裡，容易引發各種呼吸系統與過敏疾病，更會直接影響居家品質與工作效率，所以維持純淨的室內空氣品質就更顯重要。台灣許多人深受過敏之苦，而空氣中的污染物，如揮發性化學物質、灰塵、黴菌、病毒等，最有可能誘發過敏疾病的主要因素之一。因此，若未能維持良好的生活習慣及室內空氣品質，對於過敏性患者以及長時間待在室內的兒童、孕婦、老人會有很大的影響，例如：皮膚紅腫發癢、打噴嚏、咳嗽、流鼻水、眼睛紅腫等症狀，嚴重的話，甚至會引起氣喘、鼻竇炎的機率大增。

　　綜觀坊間所有的空氣清淨機，或是帶有清淨效果的冷氣機、空調設備等，其中為了能達到清淨空氣的效果，所使用的核心元件不外乎濾網、濾紙、「高效率排放空氣」（HEPA, High Efficiency Particulate Air）濾紙、光觸媒、紫外線殺菌光、臭氧、負離子、二氧化鈦，或是化學藥劑，當然這些東西對於除菌

（殺菌大多是做不到的）、去味、除臭、降低灰塵等效果是有一定的幫助，但這是建立在勤換耗材、特定環境跟時間的限制，以及大功率耗電的基礎之上，其實就某種意義上而言，更造成了經濟以及環保上的負擔。但為了在空氣惡化的世界中尋找更乾淨、清新的空氣，添購一台空氣清靜機也是有必要的。

Q4 負離子對健康帶來多大的好處？

大陸廣西巴馬長壽村的居民健康且長壽的祕密，除了簡單的生活、天然潔淨的飲用水等因素之外，更重要的，就是當地空氣中的負離子含量每立方公分高達 20000 個之多，因此，該村居民年齡最高的活到 140 餘歲。相對的，目前都市家庭或辦公室裡，每立方公分空氣中負離子的含量則僅有 80 個，而正離子則高達 1200 個之多，難怪都市民眾多有焦躁、頭痛、氣喘、失眠、過敏等症狀。

負離子是空氣中的維他命，是自然界中主宰人類健康的微粒分子元素，也是健康生命中不可或缺

的一種自然界物質，負離子的來源是藉由高壓放電，即電子和空氣中的分子碰撞，而負離子本身是一個帶負電荷的離子，無色無味，具有減輕疲勞、緩和壓力、促進美容、新陳代謝、淨化血液等效果。

空氣中的負離子量與人體健康有很大的關聯性，而維持人體精神安定所必需的負離子個數在每 c.c. 空氣中最少要 700 ～ 1000 個。空氣中負離子對人體健康具有幫助睡眠、鎮靜、鎮痛止咳、增進食欲、刺激末稍血管擴張、促進血液循環、幫助腸胃運動、有利消化、減少老化及淨化空氣等作用。

近年來隨工業化的快速發展，石化燃料、電氣用品與水泥建築物的大量使用，導致環境中的負離子普遍不足，尤其是被稱為不健康的水泥建築物，會釋放氡氣等有毒氣體，危害人體健康。

負離子對人體的影響，目前已廣受醫學界的肯定。綜合各方說法，一般相信負離子的保健功能具有四個基本要項：

❶ 具有淨化血液的作用

體內負離子增加時，血液中的鈣、鈉會加速離子化，使血液成弱鹼性（PH 值在 7.4±0.05），因此血液得到淨化效果。

❷ 具有活化細胞的作用

體內的負離子增加時，不但新陳代謝會趨於正常，同時細胞功能也會明顯增強，營養容易吸收，老化的廢棄物容易排出。

❸ 具有增強抵抗力

當負離子增加時，血液中的免疫球蛋白也會增加，而免疫球蛋白的增加，可以增強人體對疾病的抵抗力。

❹ 具有調整自律神經的作用

人體絕大多數的器官都受到交感神經與副交感神經的控制，從心臟的功能、血管的收縮、瞳孔的擴張、胃腸的運作等，都受到交感神經與副交感神經的影響；當交感神經過於旺盛時，這些功能就趨於緊張，副交感神經過於旺盛時，上述的作用則趨

於鬆弛。由於現代人大都受制於日常壓力過大影響，使得交感神經過度活躍，而負離子具有增加 α 波的功能，α 波可抑制交感神經、刺激副交感神經的作用，因此負離子被視為具有調整自律神經的功能。

Q5 芬多精讓身體充滿正面能量？

芬多精（Phytoncide）即表示「植物的防衛能力」的直接含意。芬多精存在於植物的根莖葉中，且充斥於森林之中，不同的樹木會有不同的氣味和安定的成分，如針葉林是「檸檬烯」、闊葉林則是「芳樟醇」，所以我們行走於間，無形中也享受了森林芬多精浴。藉由呼吸、皮膚接觸，也得到了這些空氣維他命，而且芬多精對中樞神經系統有相當大的影響，具有安眠、抗焦慮及鎮痛的功效。

芬多精在生理上，除了第一道的病蟲防護外，對呼吸系統有相當好的幫助，因為它能降低空氣裡的塵蟎，讓呼吸系統零負擔，間接也能對身體的循環系統、內分泌系統（防禦系統）有相當的協助。

在心理上，芬多精的氣味也代表了與大自然的聯繫，久居都會區的人來到鄉間森林，深呼吸一口氣，會覺得自己更清新、更充滿能量，對人的精神提振、心情改善，特別是鬱悶也會抒解許多。

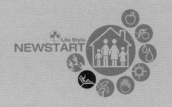

Rest 身心休息

　　近年來，「過勞死」的新聞經常出現，雖然這種猝死看起來非常可怕，卻也提醒大家休息的重要性。一天的睡眠時間，至少需要 7 ～ 8 小時，而且應在午夜前就寢，且要有深層睡眠的良好品質，大腦才能得到徹底的休養。除了睡覺外，靜思、聽音樂、繪畫、園藝、看書、郊遊、與寵物玩耍等都算休息，每天請多利用零碎時間，從事這類有益活動；如果能每週抽出一天時間，遠離繁重工作與生活，從事這類活動，更能讓身心完全放鬆。

 晚上 12 點前不睡覺有礙健康？

　　生長激素是在人體成長中扮演重要的荷爾蒙之

一，不只幫助孩子的身體及腦部的發育，也對成人的健康有很大的作用，它能刺激身體細胞再生、活化，也會提高我們對病毒的免疫及抵抗力，然而生長激素只有在進入熟睡狀態（深層睡眠）時，才會全部分泌出來（約莫 15 分鐘後）。

如果凌晨才睡或熬夜的隔天，身體會產生疲勞或皮膚不佳等狀況，這都是因為生長激素減少的關係，讓身體無法有效的恢復，以致出現一些警訊的表徵。因此，要記住凌晨三點後的睡眠就會切換至淺層睡眠，若超過晚上 12 點才睡，會因為深層睡眠的時間不足而減少生長激素的分泌。所以，為了美容及健康，最好在晚上 12 點前上床，才能真正幫助身體的修復。

Q2　還在熬夜嗎？小心變成大胖子！

想要減肥，大部分的概念就是少吃多動，但根據近年來的研究報告顯示，少吃多動已經無法消除全部的脂肪，還需適當的減壓以及保有充足的睡眠。

為什麼充足的睡眠可以幫助減肥？原因來自熬夜時，身體會分泌一種「瘦體素」。這是一種從脂肪組織釋出的蛋白質激素，會對大腦發出訊號，影響體重與新陳代謝的調節機制。

如果身體的脂肪量增加，瘦體素的分泌量也會跟著增加。在睡覺時，隨著瘦體素濃度的上升，會發出訊號給大腦表示已有充足的能量，所以就不會感到飢餓或需要燃燒熱量。但是如果睡眠不足而導致體內瘦體素過少時，即使不需要進食，大腦仍會送出缺乏能量的訊號。然後會將攝取的熱量以脂肪的形式儲存，以備未來不時之需。所以睡眠不足減少可能會導致持續的飢餓感，及整體新陳代謝活動的降低。

另一個關鍵的因素是「荷爾蒙」。飢餓素是由胃部在飢餓時所分泌來幫助提升食慾。飢餓素剛好與瘦體素相反，它會傳達給大腦需要進食的訊息，還有什麼時候要停止燃燒熱量，或者將熱量以脂肪的形式儲存。睡眠不足的人體內會存在過多的飢餓素，讓身體誤以為飢餓及需要攝取更多熱量，同時因為身體以為能量不足，也會停止燃燒身體內的熱量。

Q3 做伸展操，入睡更容易？

現代人睡眠品質普遍不佳，甚至有時候明明很累，躺在床上卻睡不著，進而造成精神緊繃，這個時候不妨起床，做伸展運動，反而有助於入眠喔！

伸展動作顧名思義就是伸展連結肌肉的肌腱動作，如頸部定點環繞的動作、手臂合十向前或向後伸展胸部的動作，以及單手高舉往斜上延伸的軀幹伸展等，都是簡單適合於睡眠前的伸展運動，能提升副交感神經的機能，放鬆心情，就能幫助入睡了。

一般來說，沒有特定哪一種伸展動作比較好，只要身體感覺舒服即可，每個伸展動作約停留 10 ～ 15 秒，反覆 2 ～ 3 次，最重要的是要配合呼吸，用力的時候吐氣，最重要的是，別讓自己感覺疼痛。

最後建議最合適運動的時間，是在洗完澡後睡前的 2 小時，做幾個簡單的伸展動作，讓自己身心處於最放鬆的狀態，自然而然就會容易入眠了。

Q4 該睡幾個小時才健康？

　　根據統計，死亡率最低的睡眠長度為七個小時，但仍然會有一小部分的人因為體質的關係只需要較少的睡眠品質，但絕大部分的人是需要有足夠的睡眠，才有足夠的體力應付生活所需。

　　有一個方法來調查最適合自己的睡眠長度，就是連續 5 天盡情的睡到自然醒的狀態，先消除存在體內累積睡眠不足的程度後，然後再計算睡到自然醒的時間，就是自己所需要的最佳睡眠時間！但若已經累積一段長期的睡眠負債，就算是狂睡個幾天也很難立即恢復以往的健康。

　　一旦掌握自己的睡眠時間，就能妥善運用，而不會總是被困在到底要睡幾小時才夠？或是怎麼睡也睡不飽的迷失裡。

Q5 午睡 15 分，下午工作精力充沛？

因為工作型態的關係，若中午沒有小憩，往往下午工作都無法集中精神。因此解決此問題的最好方法，只要中午小睡 15 分鐘就有很大的幫助。

很多人會質疑，如果多睡一點不會反而精神更好嗎？因為我們開始入睡時，一般約莫過 15 分鐘後，就會通過昏昏沉沉的階段，開始進入熟睡的深層非快速動眼期，直到下一次易醒的時間約兩個小時，因此睡太久反而不易醒，而且醒來後腦袋會出現短暫的空白，也會影響晚上的睡眠週期。所以午覺最好控制在 15 分鐘上下，也就是在進入熟睡前醒來，就能消除大腦工作一整個早上的疲勞，提供充沛的活力工作到黃昏。

但這是一個平均的數值，每一個人因體質有不同的區別，因此當成基準參考即可。可以將時鐘放在明顯的地方，觀察自己可以舒暢起床的時間，就能知道午覺需要睡多少。

Q6 睡得好，就能遠離高血壓、心臟病？

　　為什麼會說睡得好就能遠離高血壓？其實是來自於自律神經的變化！自律神經分為交感神經和副交感神經，而交感神經負責心跳加速、血壓上升、呼吸變快、體溫增高；副交感神經則是負責讓身體放鬆休息、保存體力以及啟動睡眠等，因此若晚上睡眠時醒來無數次，血壓就會因為交感神經的作用而上升。

　　因此若一整晚都是淺眠，並且容易在夜間睡眠時經常醒來，那就會讓原本應以副交感神經為優先的睡眠期，反而處於交感神經而變得亢奮、緊張的狀態，最終血壓會因為交感神經的作用而上升。更可怕的是高血壓與心臟衰竭有連帶關係，高血壓會造成動脈硬化，引起心絞痛或者心肌梗塞等疾病發生，因此一旦睡不好，疾病與病痛就會悄悄地找上身！

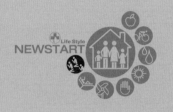

Trust in God 信靠上帝

「信靠」是人初生時第一種學習到求生本能，信任可靠的對象，是力量和支持的來源。聖經說：「你們要專心仰賴耶和華，不要依靠自己的聰明，在你一切所行的事上都要認定祂，祂必指引你走的路。」（箴言 3：5-6）

NEWSTART® 健康生活方式有了信靠才能持久，靈智體都要健康，缺少平安和喜樂更容易生病，美國公共衛生研究顯示發現，有宗教信仰的人比較健康長壽，常禱告的人也比較健康，並較能面對壓力，因為有來自於靈裡的依靠，和學會將重擔交付給真神上帝，在生命的終點時也很安祥平安，因他有盼望，不會恐懼害怕。「你要認識神，就有平安，福氣也必臨到你。」（約伯記 22：21）

Q1 上帝到底是誰？

　　上帝不是人想像出來的神明角色，而是這個世界宇宙一切存在的造物者。這位上帝主動告知祂創造了世界，讓人知道祂是神。這些得到上帝啟示的人寫下記錄，就是《聖經》。這本《聖經》在歷史中有上帝的帶領保存至今，使我們對神的認識有完整正確的了解。

Q2 為何我們要信靠上帝？

　　人在犯罪後帶來許多後遺症，包括疾病、退化、老化。心靈也產生許多問題，有壓力、擔憂、恐懼等。在順境時或許不會覺得缺乏，一旦問題產生，就顯得很軟弱。多數時候，我們會用許多科學、醫學、心理學等人為方式來處理各種需要與問題，也有一定程度的效果，但終究也會面臨到是人也做不到的！就如父母對於子女一般，不論順境及逆境，孩子都需要父母的愛與支持協助。上帝維持萬物的生生不息，

多數時候我們認為這是一種「自然現象」，意思是「本來就應該如此的（理所當然的）」。我們都知道今天所處的環境帶來的服務都是「有價的」，沒有偶然，沒有白吃的午餐。而這個世界的每一細節的維持都要一種「能」與「律」才能進行，這是神在背後有能力與智慧的支撐。不論信也好，不信也好，我們身體髮膚，以致於身外萬物，都得由造物者無條件的扶持才得以生存不息，使我們賴以維生。

一位叛逆的孩子，生活所需皆由父母而來，但父母的心卻被孩子傷害！人不尊崇上帝也是如此！然而隨時回頭的子女，總會發現父母從不拒絕。我們若願意信靠上帝，祂絕對靠得住，不致失望！

Q3 有無信仰對我們的生活有影響嗎？

❶信仰使人謙卑

知道尊敬造物者，人有敬天之心，處事有所分寸。耶穌說：「我心裡柔和謙卑，你們當負我的軛，學我的樣式；這樣，你們心裡就必得享安息。」（馬

太福音 11：29）但祂賜更多的恩典，所以經上說：
「神阻擋驕傲的人，賜恩給謙卑的人。」（雅各書 4：
6）「所以，你們要自卑，服在神大能的手下，到了
時候祂必叫你們升高。」（彼得前書 5：6）

2 信仰使人知道

　　追求真理知識是人本性之一，神啟示真理，人
才得知誰造了世界，此生的目的及意義、如何生活、
罪的真相、永生盼望的意思與路徑等。這些認知讓
人造就正確價值觀，知所本末。「耶和華賜人智慧；
知識和聰明都由祂口而出。祂給正直人存留真智
慧，……你也必明白仁義、公平、正直、一切的善道。
智慧必入你心；你的靈要以知識為美。」（箴言 2：
6-10）

3 信仰使人行義

　　在眾說紛紜，似是而非的世界裡，我們的判斷
需要被指引，正義需要被維持，抉擇需要有智慧。
「世人哪，耶和華已指示你何為善。祂向你所要的
是什麼呢？只要你行公義，好憐憫，存謙卑的心，
與你的神同行。」（彌迦書 6：8）

「你的話是我腳前的燈，是我路上的光。」（詩篇 119：105）「你或向左或向右，你必聽見後邊有聲音說：這是正路，要行在其間。」（以賽亞書 30：21）「因為這神永永遠遠為我們的神；祂必作我們引路的，直到死時。」（詩篇 48：14）「人心籌算自己的道路；惟耶和華指引他的腳步。」（箴言 16：9）

４ 信仰使人得力

人的智慧、毅力、能力都有限，達不到理想。上帝要助人一臂之力，使人拒絕試探，有所節制，達到理想，分辨好壞，使人對生命有真實的滿足。祂對我說：「我的恩典夠你用的，因為我的能力是在人的軟弱上顯得完全。」（哥林多後書 12：9）「上帝能將各樣的恩惠多多地加給你們，使你們凡事常常充足，能多行各樣善事。」（哥林多後書 9：8）「我的肉體和我的心腸衰殘；但上帝是我心裡的力量，又是我的福分，直到永遠。」（詩篇 73：26）

５ 信仰使人盼望

人並非只存於今生，無論如何境遇，未來總有公道。義人復活升天，惡人復活審判。若有天國永生，

人不必執著今生逆順及長短，在永恆喜樂中，我們便不覺在世之日有什麼事值得計較憂心；沒什麼不能原諒，沒什麼非要不可，沒什麼損失不能釋懷，沒什麼理由不去愛，或不去付出。活在盼望中的人就能熱忱活在當下，知道未來既然已有保證，就不需為明天憂慮，今天正可輕鬆自在，放心而全力以赴。「就是在患難中也是歡歡喜喜的；因為知道患難生忍耐，忍耐生老練，老練生盼望；盼望不至於羞恥，因為所賜給我們的聖靈將上帝的愛澆灌在我們心裡。」（羅馬書 5：3-5）「要堅守我們所承認的指望，不至搖動，因為那應許我們的是信實的。」（希伯來書 10：23）「上帝能照著運行在我們心裡的大力充充足足地成就一切，超過我們所求所想的。」（以弗所書 3：20）

Q4 健康與上帝有何關係？

西方醫學做了許多有關心靈信仰對疾病幫助的研究，美國有 2/3 的醫學院開設心靈醫學的課程。因為多數人在疾病痛苦中，仍然需要藉由禱告使心靈

更平靜，對病況有幫助。

人體內的自癒力與複雜系統的密切作用都是非常奇妙！T 細胞如何能在 60 兆細胞中找到並消滅病變癌化細胞？科學家也無解稱奇！上帝以無條件的愛，使人在充滿愛中被接納，這是最大的治癒力。

不信神的人仍然會健康，就好像不孝的子女也會身體健康，但我們都知道不孝行為是不應該的，我們也不會因為這種子女有健康，會賺錢，就否定孝敬父母的必要。同理，信靠上帝本是人所當作的，一方面在許多臨床醫學都證實對病況很有幫助，另一方面，回原廠保固讓人比較放心！

耶穌說：「康健的人用不著醫生，有病的人才用得著。我來本不是召義人，乃是召罪人。」（馬可福音 2：17）「喜樂的心乃是良藥；憂傷的靈使骨枯乾。」（箴言 17：22）「你若留意聽耶和華——你上帝的話，又行我眼中看為正的事，留心聽我的誡命，守我一切的律例，我就不將所加與埃及人的疾病加在你身上，因為我——耶和華是醫治你的。」

（出埃及記 15：26）

　　良好的健康，不是偶然就有的，而是用規律的生活與和諧的生活建立；相對地，疾病也不是沒有起因，憂鬱、錯誤的飲食、欠缺休息與運動等不良習慣，都會為疾病滋生準備了溫床。因此，除非用規律、節制的生活來調整，否則期待遠離疾病永遠只是夢想！

　　現在，你不需要昂貴的減肥藥物或健康食品，NEWSTART® 就能帶給你身、心、靈全面的健康管理，它們貼近自然，也簡明易懂，只要你能下定決心，改變原有的不良行為，遵循這八大健康生活原則過生活，減肥一定事半功倍，更能贏得一生的健康。

參考資料

水：陳仁仲，量身訂做健康好水。晨星出版，2012。

陽光：
1. Flojaune Griffin, Mary Fran R. Sowers, Crystal A. Gadegbeku. Vitamin D deficiency in younger women is associated with increased risk of high blood pressure in mid-life; American Heart Association's 63rd High Blood Pressure Research Conference.
2. 鄭世平等，腎性副甲狀腺機能亢進的機轉與治療，內科學誌：2009；20：30-35。
3. 莊家如，洗腎患者發生血管硬化的相關危險因子之探討，弘光科技大學營養醫學研究所碩士論文，2007。
4. 安德烈‧莫瑞茲著，靳培雲譯。神奇的陽光療癒力，原水文化，2011。

節制：
1. 王智弘 (民 89 年 11 月)。網際網路對助人專業帶來的契機與挑戰。2000 諮商專業發展學術研討會。台北市，國立台灣師範大學。取自 http://www.heart.net.tw/wang/paper-new/paper2000b02.shtml
2. 柯志鴻 (民 95 年 10 月) 如何預防 e 世代網路成癮？高醫醫訊月刊第二十六卷第五期。取自 http://www.kmuh.org.tw/www/kmcj/data/9510/10.htm
3. 劉于華（94 年 6 月）迷網？迷惘？虛擬世界的吸引力。臺北市政府衛生局社區心理衛生中心。取自 http://www.doctor.com.tw/article.asp?channelid=M52&serial=555

空氣：
1. 呼吸好空氣，身體好健康。行政院衛生署健康九九網站（100 年 10 月）
   取自 http://health99.doh.gov.tw/Article/ArticleDetail.aspx?TopIcNo=712&DS=1-life
2. 空氣清淨機過濾及除菌之方法。取自 http://www.lightkiller.com/home-7.htm
3. 創意力編輯組。空氣品質與健康，創意力，1997。
4. 負離子究竟對人體有什麼好處？ 2010
   取自 http://blog.nownews.com/article.php?bid=14144&tid=685698#ixzz2AfmvHTQqhhttp://www.uho.com.tw/rorw.asp?year=2009&mon=4&id=232

休息：宮崎總一郎著，劉錦秀譯。修復身體的黃金 7 小時，大是文化，2012。

4 學員見證

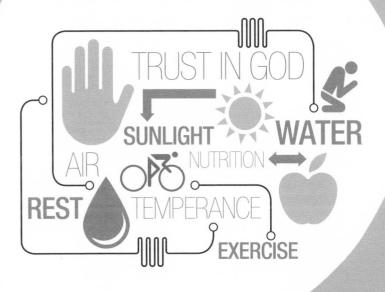

觀念對了，獲得健康好輕鬆！

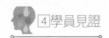

感謝老天爺，心血管不塞了！

羅尹瑲

　　我身高 160 公分、體重 50.4 公斤，擔任總經理一職，工作繁忙應酬多，導致 40 幾歲就心血管阻塞而裝支架，後來頸動脈又阻塞、血壓飆高。服用 8 種藥物，副作用失眠、頭痛、走路無力等，經由朋友介紹參加新起點 13 天課程，連續參加 3 次後，健康獲得改善。98 年至今，每天實踐新起點八大健康生活原則，讓我了解到「人賺得全世界，賠上自己的生命（健康）又有何益處？」人要先有健康，才會有財富。

連續參加 3 個梯次後的改善數據

	參加前	參加後	正常值
藥物	8 種	1 種抗凝血	
血壓	160/110	120/68	130/80
膽固醇	185mg/dl	126mg/dl	150-220
三酸甘油脂	342mg/dl	108mg/dl	20-200
尿酸	9.7mg/dl	7.5mg/dl	2.6-8.0
體重	50.4kg	47.8kg	

吃飽飽又可減重 20 公斤

宋玉梅

　　我不注重健康，退休後學會使用「非死不可」Facebook，每天與電腦為摯友，熬夜吃點心，日夜顛倒，體重逐漸增加，一路飆到 105 公斤， 2010 年經好友鼓勵參加新起點 13 天課程，透過專業團隊授課，在自然群山環繞間養生，實際生活操練，飲食調整、運動、心靈放鬆、團隊激勵等。在 6 個月內減了 20 公斤，我變年輕，慢性病也獲得改善。享瘦減肥，不須挨餓又能減重，真棒！

參加新起點 13 天課程後的改善數據

	參加前	參加後	正常值
血壓	150/86	124/70	130/80
膽固醇	151mg/dl	146mg/dl	150-220
三酸甘油脂	101mg/dl	99mg/dl	20-200
尿酸	5.6mg/dl	5.5mg/dl	2.6-8.0
體重	103.2kg	97.9kg	

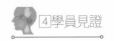

醫師體驗健康新起點
陳良南

　　我身高 172 公分，體重 75 公斤，BMI25，健康開始亮黃燈，血糖高、膽固醇高、三酸甘油脂高、低密度膽固醇高等。行醫 30 年，平時涉略保健醫學並取得台灣老年專科醫師資格，但上了臺安 NEWSTART® 課程，深切體認新起點自然健康養生方式，樣樣都具有醫學根據。又輔以烹飪課、落實天然健康素食的實際操作。依據個人身高、體重，營養師分析每人所需的熱量及三餐營養份量量身訂作，透過 13 天課程，我的健康獲得改善，對人生體驗層次大幅嶄新提升。新起點團隊很溫馨，希望大家來新起點獲得健康！

參加新起點 13 天課程後的改善數據

項目	參加前測	參加後測	正常值
肌酸肝	1.62	0.99	0.6-1.5
尿酸	8.7	7.8	2.6-8.0
膽固醇	344	168	120-200
三酸甘油脂	316	72	20-200
低密度膽固醇	197	92	120
飯前血糖	137	85	70-110
體重	75kg	71kg	

千真萬確的真實見證

謝文亦

　　我是參加 2002 年第 117 期臺安醫院在南投舉辦新起點健康生活計畫的學員，在這裡學習到找回健康的方法。在這之前，吃香喝辣百無禁忌樣樣來，總認為藥物就是維持我生命的祕訣，但我的方向錯了，現在才了解，新起點的八大健康生活原則，才是維持我生命的守則。

　　我本身有糖尿病，高血壓，去年在香港旅行時突然中風了，神的恩手救回我的性命，經過手術裝設 3 支支架，但還有一條阻塞 50% 的血管，預計 5 月裝支架，為了活下去，每天都要服用 10 幾種藥物來控制病情。我的家人很心疼我，旌旗教會的弟兄姐妹得知有新起點這活動時，鼓勵我去參加，但當時就是固執不願意去，但我要跟您說，我真的來對了！

　　以前我服用藥物來維繫生命時，健康數據是，飯前血糖 130-140mg/dl，飯後血糖 170-190 mg/dl，血壓（收縮壓）150-160mmHg，體重 74kg，自新起點課程結業回家後，我照著八大

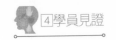

健康生活原則持續 2 個月後，血糖及血壓數值都反轉為正常，
體重也降了 8.3 公斤，神奇的是，我沒有靠任何藥物，靠的是運
動、水、新起點的飲食調理及來自主喜樂的心情，回醫院複診
時，醫生也嘖嘖稱奇，預計裝支架的血管，現在也不需要裝設，
藥物調整只要服用抗凝血就可以了。感謝主，榮耀歸給主，哈
利路亞。

　　現在，我秉持著早晚各散步 1 小時（因行動不便無法快走），
約有 3 ～ 4 公里，喝水量一天約 2000c.c.，每天保持喜樂的心情，
節制飲食，若外出則自備簡單的水煮菜 2 種，全麥麵包或饅頭 1
種，朋友宴客時，自備一杯水（過油），並選擇對的食物（蔬
菜），絕不吃肉。

　　新起點真的很奇妙，在上帝的看顧下，我找回從前的健康，
感謝上帝，讓我有重生的機會，太太小孩在我身上看到奇蹟，
也來參加新起點及改變飲食，奉勸所有的人，您若想要健康，
請來參加新起點，不要等到有疾病才來。

　　「生命」是上帝給我最好的禮物，「生活」是我現在要給
上帝最好的禮物。幸福就是你的生命，因為有神的愛與恩典，
每一天都活在健康快樂的生活中。

參加新起點 13 天及 2 個月後的改善數據

項目	參加前	參加後	2 個月後	正常值
體重	71.8	68.65	63.5	
血壓	110/74（有服藥）	120/73（沒服藥）	110/70	<130/80
血糖	119（有服藥）	93（沒服藥）	90	70-100
藥物	10 幾種		1 種抗凝血	

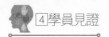

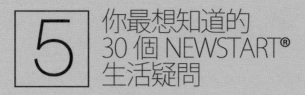

5 | 你最想知道的 30 個 NEWSTART® 生活疑問

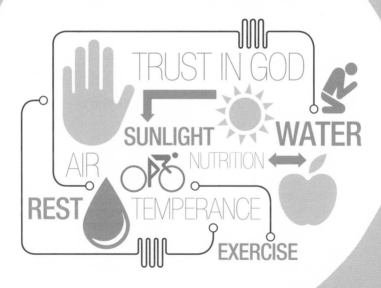

觀念對了, 獲得健康好輕鬆!

TRUST IN GOD

SUNLIGHT

WATER

AIR

NUTRITION

REST

TEMPERANCE

EXERCISE

台灣行政院衛生福利部國民健康署指出：「錯誤的飲食、生活型態是造成疾病的主要原因。」但許多人對於如何重建自己的健康，多存在飲食調整及配合運動等片面的認知下，觀念無法徹底全面翻轉，甚至覺得 NEWSTART® 推動的健康飲食原則，仍存有諸多的疑問，我們特別整理以下 30 個問題，來解答您的疑惑。

 Q1　長期吃素會影響孩子的生長發育嗎？

　　不會！美國營養學會指出：2009 年 7 月份學會期刊刊載對「適當素食飲食計畫」的官方立場：妥善規劃全素或純素，不僅有益身體健康，提供充足的營養，更能有效預防和治療心臟病，肥胖症、糖尿病等慢性疾病和癌症，多樣均衡的素食飲食適合人生各個階段，包括懷孕、哺乳、嬰兒、兒童、青年人、成人、老人及運動員。美國小兒科醫學會及美國營養學會指出：純素飲食可促進嬰兒正常生長，並且對嬰兒成長後的健康也有益處。加拿大營養學會聲明：素食是營養完整的飲食，符合各年齡層的營養和能量需求。

Q2 長期攝取植物性蛋白質足夠嗎？需補充其他營養代替品嗎？

常有人擔心吃素不夠營養，需要從動物性中攝取蛋白質才足夠！其實，身體除了水分之外，最大的成分就是蛋白質，為構成細胞的主要物質，有維持生長、發育，修補細胞、組織、合成賀爾蒙、酵素及抗體等功用。人體內的蛋白質是由 22 種氨基酸所組成，其中有 8 種稱之為「必需氨基酸」，必須由食物中提供，其他的胺基酸可由身體自行合成。

植物來源的食物中常缺少其中一種或兩種「必需氨基酸」，如穀類缺乏一種離氨酸，而豆類則缺少另一種甲硫氨酸，但每天從五穀根莖類、豆類、核果類或種子類中選用食物，就可達到「互補作用」，提升蛋白質的利用率。因此，單純吃植物性蛋白質根本不用擔心，只要均衡的食用五穀根莖類、豆類、核果類，以及種子類就能應付身體的需要。

均衡的天然素食即可提供足夠的蛋白質、複合澱粉（纖維＋澱粉）、維生素、礦物質、脂肪、微

量元素和植物化合物，所以並不需要其他代替品，但必須強調的是要實行均衡的天然素食原則。一般人怕吃素會營養不良，乃是誤以為動物性蛋白質比植物性蛋白質好，根據德國馬克斯・普朗克協會（Max Planck Institute）之研究，指出綠色植物和黃豆、南瓜子、葵瓜子、蕎麥、酪梨、杏仁、豆芽，都含有比動物性蛋白質更理想的比例之人類所需的 8 種必需氨基酸。

Q3 癌症治療後適合喝生菜汁嗎？

可以，但若單純飲用生菜汁會造成營養素太低，需要再補充其他的營養素，也不能完全斷食，最好在均衡飲食下飲用生菜汁。而癌症病患飲用生菜汁的好處是因為生食保留了許多酵素，可以促進腸胃蠕動以及細胞修護。在癌症治療期間及追蹤過程，能因應不同階段做適當飲食的調整，有助於提升身體的免疫力，讓細胞修復，不會因副作用所引起的食慾不振、進食困難，而導致營養不良或體力不支。

Q4　腎臟病患可以吃糙米飯或生菜嗎？

　　可以，但必須先從抽血報告來評估，因為腎臟病患通常分成尿毒及洗腎兩大類，如果是尿毒患者，則需要注意磷和鉀過高的問題，雖然糙米、生菜的磷及鉀都太高，但沒有說不能吃，只是需要控制份量；而洗腎的病友，腎臟功能需要以血液透析來維持，而糙米屬全穀類營養價值比較高，又可抗氧化，因此可提供更多的礦物質跟維生素，促進有害物質的排泄，對洗腎有很大的幫助。像臺安醫院有許多洗腎病友，吃醫院的健康營養餐，主食也都使用胚芽米跟糙米，絲毫沒有貧血的現象，白蛋白、磷、鉀也控制得很好。

Q5　孕婦與哺乳媽媽如何在天然素食中獲得均衡營養？

　　下頁圖表是台灣行政院衛生福利部所公布之國人每日營養素建議攝取量中提到，目前國人孕婦之熱量攝取已足夠，所以懷孕第一期（第一個月至第三個月）並不需要增加熱量，而第二期及第三期則每

懷孕期之營養素參考攝取量增加比例

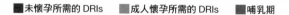
■ 未懷孕所需的 DRIs　　■ 成人懷孕所需的 DRIs　　■ 哺乳期

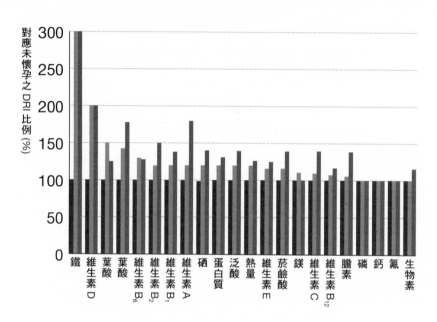

日需增加 300 卡，因此正常的飲用天然素食是均衡營養的。另外，吃全素的哺乳媽媽或嬰兒有可能缺乏維生素 B 群，影響嬰兒日後的神經發展，所以必須補充大豆製品或酵母，以增加維他命 B 群的攝取。

Q6 　吃仿肉、仿魚等素食加工製品，對健康有影響嗎？

　　有，因為仿製品並非天然素食，僅能提供葷食者初期改變成素食適應之用。追求健康天然素食者不宜長期食用仿肉、仿魚等素食加工食品，因很多這種製品都含很多油脂、高鹽分、防腐劑和各種加工原料，缺乏纖維，易造成血管硬化，助長骨質疏鬆症。

Q7 　外食族如何選擇才能吃到健康的素食？

　　首先，儘量選擇天然素食館，並要求少油、少鹽和避免煎炸，選擇蒸、烤、燉、煮的食物。如果在一般餐館，則主動告訴服務員自己是健康素食者，請服務員介紹營養可口的菜色，或主動提出一些食譜，如簡單的蒜炒蔬菜、蒸豆腐、或去除菜色中的肉類等。倘若明知此次赴宴（外食）無健康素食可選擇，建議在家先適量進食再赴宴。

Q8 　吃素有什麼好處？

　　簡單來說，吃素的好處就是能延長人類的壽命，並且能自在健康的生活，因蔬食中不含有對心血管構成威脅的有害物質，可減少心血管疾病的發生，甚至能降低各項癌症的發生率及發病率，尤其是直腸癌、結腸癌。這是因蔬食中含有大量纖維素，能刺激腸蠕動加快，利於通便，使糞便中有害物質及時排出，降低對腸壁的損害。而且，吃素還能減少腎臟的負擔，以及預防罹患骨質疏鬆症。

Q9 　吃素會貧血嗎？

　　維生素 B_{12} 又稱為抗惡性貧血因子，可以用來治療大球性貧血（Marcocytic Anemia），而一般人錯誤的觀念認為維生素 B_{12} 只存在動物性食物，以為吃素的人會因為攝取不到維生素 B_{12} 而貧血，但是事實上一些植物裡也擁有大量的維生素 B_{12}，包括香菇、紫菜、海帶、酵母、大豆等，另外有些植物像是綠藻

的維生素 B$_{12}$ 含量還比動物性食物更多。因此只要均衡地攝取各類蔬果和豆類製品，是不會發生貧血的狀況。

Q10 可用哪些天然食材取代提煉油？

攝取天然的油脂來源食物，包含：橄欖、黃豆、堅果、種子及五穀類可替代提煉油，直接加入食物或製成醬料與食物搭配一起食用。天然油脂富含植物化合物、維生素、礦物質，也不容易氧化，更不會產生自由基，減低致癌機率、血管病變，及避免許多慢性疾病的產生。

Q11 如何搭配每餐素食才能均衡營養？

要養成健康天然素食的原則，不單食物要作正確的選擇，飲食的習慣亦然。NEWSTART® 的素食極注重高纖，適中的蛋白質，均衡攝取各類各色的天然植物性食物，多選用全糧五穀（糙米、全麥）及

根莖類；不使用精製糖（只從天然椰棗或蔗糖或蜂蜜取甜味，不吃精製的白糖及其產品）；不用精製油（只從天然食材攝取，如杏仁、腰果、核桃）；避免各種加工、醃製、人工色素、防腐劑的食品及任何動物產品。作菜可採用檸檬、蔥、蒜、香菜、九層塔、天然香料調味，讓每餐多變化，色香味俱全。

Q12 一天三餐該怎麼吃才正確？

一般正常飲食，必須吃豐富的早餐，足量蔬菜的午餐，晚餐宜少吃。以份量計算，早餐 2/5 份，午餐 2/5 份，晚餐 1/5 份。早、晚多吃水果，午餐多吃蔬菜和根莖類食物。碳水化合物佔 60 ～ 70％，蛋白質佔 20 ～ 25％。正確的飲食原則為細嚼慢嚥，定時定量，兩餐之間隔 4 ～ 6 小時，不吃零食、宵夜；用餐時不喝水，先吃蔬果，佔胃容量的六成，再吃飯或麵包、豆類，只吃七、八分飽及補充維生素 B12。晚餐須在就寢前 2 ～ 3 小時前，以便讓胃休息而安眠。

Q13 晚餐只吃水果、麵包或義大利麵而不吃蔬菜，營養足夠嗎？

營養是足夠的，因為養分不是每一餐獨立計算，只要一天三餐份量足夠，營養就不成問題！

Q14 吃飯當中不能喝水嗎？

不能，因為過多水分，特別是冰水，會延長消化時間。由於消化系統需要適量胃液和適溫來進行消化，所以最好的飲水時間，應該在三餐之間飲用。

Q15 水果與蔬菜不能同一餐食用嗎？

避免水果與高纖維的蔬菜同一餐吃，因為水果較容易消化，高纖蔬菜需較長時間消化，而先消化完的水果在體溫下容易發酵，有礙健康。低纖維的蔬菜如：瓜類、生菜、蕃茄則可以與水果同吃。

Q16 不喝牛奶，鈣質攝取足夠嗎？

可從海帶、芝麻、蕨菜、綠葉蔬菜（如莧菜、雪里紅、油菜、薺菜……）攝取足夠的鈣質。100 克牛奶含鈣 110 毫克，而 100 克的海帶含鈣量高達 1177 毫克，比牛奶高 11 倍。許多蔬菜的鈣含量也高於牛奶，如芝麻的含鈣量比牛奶高 9 倍，蕨菜的鈣含量比牛奶高 8 倍，豆腐、大頭菜、小白菜、油菜、莧菜的含鈣量比牛奶高 1.5 至 3 倍；隨便挑一種綠葉蔬菜，鈣含量都不會低於牛奶。而且人喝牛奶或吃肉，其體液和血液會變酸性，呈鹼性的鈣元素便從骨頭中被釋放出來中和酸性，之後變成廢物從尿道排出，鈣就這樣流失了。

在此，提供兩道植物性乳品的食譜，讓民眾不喝牛奶也能得到所需的營養。

腰果奶
材料：
• 冷開水　3½ 杯

- 蜂蜜 . . . . 1½ 大匙
- 生腰果 . . . . 1 杯
- 小蘋果 . . . . 1 個（切塊）
- 鹽 . . . . 1/4 茶匙

作法：

☐ 先將冷開水 1 杯與腰果用果汁機打勻，然後加蜂蜜、鹽及蘋果繼續打細。

② 將①混合物倒入容器內，加入另外溫開水 2½ 杯拌勻即可，如不馬上喝需冷藏。

全豆奶

材料：

- 煮熟的黃豆（或黑豆）. . . 1 杯（½ 斤）
- 鹽 . . . . 1/4 茶匙
- 椰棗 . . . . 10 粒（或蜂蜜 2 大匙）
- 冷開水 . . . . 3½ 杯

作法：

☐ 把 1/2 斤黃豆洗乾淨泡 4 小時後，內鍋加些水蓋過黃豆，外鍋放 2 杯水，煮至黃豆熟即可。

2 把煮熟的黃豆待涼後，一杯一杯分裝於小的保鮮袋，放入冰箱冰凍層。

3 早餐想喝豆奶就可拿出一杯冷凍黃豆放入果汁機內，加 1 杯冷開水及椰棗、鹽，一起打成豆奶。

4 把剩餘的 2½ 杯冷開水加入黃豆奶攪拌均勻即可。若冬天天氣冷可換成 2½ 溫開水。

Q17 喝牛奶反而會引起骨鬆嗎？

全球約 ¼ 的人口喝牛奶，但有趣的是，全球骨鬆最嚴重的國家卻是喝牛奶最多的先進國家；導致骨鬆的原因很多，例如：吃太多甜食、運動量少、少曬太陽、服用某些藥物（如膽固醇）、攝食高蛋白質飲食等。若想以喝牛奶來減少骨質流失及補充鈣，不如攝食低蛋白食物，多吃蔬菜、堅果、五穀類等，不但骨質不易流失，反而會增加。

Q18 蛋中含有豐富的蛋白質與鐵，為何不能吃？但可以吃起司嗎？

　　高蛋白質並非成人身體所需，適量的蛋白質與鐵質皆可以從天然蔬菜、水果、堅果及豆類食物中攝取。起司（乳酪）一般多數由牛奶製成，避免食用的道理與牛奶一樣。但現在有使用豆奶做的起司，雖去除了牛奶的風險，但成人不需高蛋白，故不宜常吃，以免增加肝腎的負擔及骨質流失。

Q19 用餐前需要先吃鹼性食物讓胃填飽嗎？

　　蔬菜、根莖類食物與水果都是鹼性食物，麥與米偏酸性，所有肉類和海鮮都屬高酸性，若全素食就不需作先後之分。人體需要鹼、酸性的食物，而健康的身體偏鹼性，故宜多吃鹼性食物。

Q20 NEWSTART® 與長壽村村民的共同特徵為何？

　　世界上有好幾個長壽村，其中一個位於美國加州羅馬林達市，那裡的居民大多是素食者、注重運動、節制生活、有信仰，過著與新起點健康生活計畫所倡議的生活類同，而且新起點健康生活計畫的創辦人米爾頓‧克倫醫生（MD. Milton Crane）亦曾於羅馬林達醫學中心服務。

Q21 適合參加 NEWSTART® 健康生活計畫的對象？

　　主要有兩種對象：一是認知預防勝於治療的人，他們的身體仍處於健康的狀態，但願意管理和享受健康。二是健康已經亮黃燈或紅燈的人，身體出現高血壓、高血脂或高血糖的問題，甚或已患有心臟病、糖尿病或癌症的人。

Q22 NEWSTART® 健康生活計畫最大的特色？

　　NEWSTART® 健康生活計畫是一種健康生活方式，實踐此生活方式可以預防和降低非傳染性疾病（如心血管病、癌症、糖尿病、呼吸性疾病等）的風險，現今的都市生活習慣，特別在飲食、運動、休息、壓力和心靈上都欠缺健康。NEWSTART® 健康生活計畫能夠教導和協助都市人回歸健康生活的習慣，實踐一個有品質、有活力和長壽的生活。

Q23 NEWSTART® 健康生活計畫為什麼獲得大眾高度的讚賞？

　　因為可以具體幫助各樣非傳染性疾病、慢性病或亞健康（處於健康和患病之間的過度狀態）的問題。此計畫符合實證醫療的要求，依據科學研究和臨床實驗而得到的成果。同時，NEWSTART® 是一種健康生活模式的實踐，不推銷任何加工健康食品。

Q24 為什麼 NEWSTART® 致力推廣活性炭的功效？

　　活性炭有強大吸收有毒物質和氣體的功能，無論外敷或內服，在適量合宜的使用之下，有排毒之療效，但在健康生活之情況下就不必使用。若因吃下有毒或受污染的食物而腹瀉，食用活性炭療效甚佳。

Q25 NEWSTART® 認同飯後可飲用適量紅酒嗎？

　　酒精所引發的害處遠比其營養價值還多很多，故 NEWSTART® 健康生活不主張飲用含酒精和咖啡因的飲料。紅酒的好處在於葡萄中的養分和促進血液循環的酒精，這已可以從食用新鮮葡萄和運動獲得，故不需喝紅酒，更何況紅酒的酒精對肝臟和腦細胞均有損害。

Q26　食用過多的黃豆會造成骨鬆嗎？

　　NEWSTART® 八大健康原則之一是節制，無論再好的食物或活動，過多或過量都可能有反效果，合時適量至為重要。痛風病患有痛風（嘌呤）代謝紊亂、尿酸排泄過多而導致趾骨關節周圍發作劇痛，不宜多吃嘌呤多的飲食（如動物內臟、沙丁魚、豆類……），與骨質疏鬆無關。但若戒除所有肉食，痛風者可吃一個拳頭份量的豆類，也不會引發劇痛。

Q27　NEWSTART® 認同少量多餐的減重飲食原則嗎？

　　減重的飲食原則，應為每天攝入的食物總熱量低於身體所消耗的總熱量，所以少量多餐，若不注意總熱量亦無濟於事。NEWSTART® 不贊成少量多餐，主要是胃腸都需要時間休息，不應整日工作。減重應多食用蔬菜、水果和全穀類低熱量的食物，同時增加運動量，多消耗身體的熱能，此減重原則才健康又有效。

Q28　吃素可以減肥嗎？

NEWSTART® 的健康飲食原則是「四無一高，無奶、無蛋、無精製糖、無提煉油、高纖」，因此不像一般素食採用高油高糖的烹調方式，且無任何加工食品，油脂也是以天然的種子研磨製成，因此除了降低體內膽固醇之外，對於需要減肥的人也非常適合。

Q29　為什麼 NEWSTART® 以五穀根莖類的食物，取代精緻的白米及白麵？

所謂全穀的食物，及未經加工或加工最少的穀類，包括胚芽、胚乳及麩皮，如：糙米、全麥麵粉、燕麥、薏仁、蕎麥等，雖然含的醣類（碳水化合物）較精製的白米、白麵粉略少，但所含其他的營養素，如：維生素 B 群、維生素 E、膳食纖維及礦物質卻很豐富，比白米、白麵粉高出很多，這些營養素大都集中在胚芽及麩皮部分，在人體內參與重要生理調節的功能。

　　根莖類的食物，如：番薯、芋頭、馬鈴薯、南瓜、山藥等，亦是澱粉的良好來源，還含有膳食纖維、多種維生素及礦物質。此外，其在體內代謝後的礦物質多屬鹼性，有助調節血液成正常微鹼性，增強免疫系統的功能。

Q30 天然溫和的香料有助於降低疾病的發生率？

　　烹調時，儘量簡單兼具原味，多選用天然溫和香料，如：檸檬、青蔥、洋蔥、蒜、迷迭香、巴西里、薄荷葉、鬱金香粉、時蘿草、甜羅勒等，不僅可添加菜餚的香味、顏色、保存，同時還含有豐富的維生素、礦物質、纖維質及植物化合物等。根據一些研究報告顯示：選用天然香料做調味品，有助降低心血管疾病、糖尿病及癌症的發生率。

1 蒜頭
　　含有豐富的蒜素、硫化物及植物化合物。臨床研究顯示：每天食用 ½ 至 1 瓣的蒜頭，有助抗凝血、

放鬆血管、清血及降低高血壓及膽固醇。

2 洋蔥

與大蒜含的多種硫化物相似，可抗凝血、抑制血塊的形成，及抗發炎、防癌等功效。

3 亞麻子

含少許飽和脂肪酸，卻富含多元不飽和脂肪酸、植醇及水溶性纖維質，有助降低血膽固醇及低密度脂蛋白、抗凝血，但不會影響血中三酸甘油脂及高密度脂蛋白。

4 溫和香料

迷迭香、山艾、百里香及其他溫和香料都含有豐富的類異黃酮素，具有抗氧化作用，可保護低密度脂蛋白避免氧化，阻止血塊產生及抗發炎、防癌等許多功效。

天然香料對心血管疾病、糖尿病、癌症在研究上均獲得顯著的改善效果，因此時常食用，可使我們身心更加健康。

國家圖書館出版品預行編目資料

觀念對了，獲得健康好輕鬆！／臺安醫院編著 --
初版. -- 臺北市：時兆, 2013.09
面；　公分
ISBN 978-986-6314-40-7（平裝）

1. 健康法　2.生活指導

411.1　　　　　　　　　　　102016669

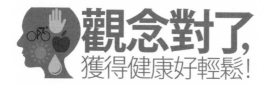

編 著 者	臺安醫院
董 事 長	李在龍
發 行 人	周英弼
出 版 者	時兆出版社
客 服 專 線	0800-777-798
電　　話	886-2-27726420
傳　　真	886-2-27401448
地　　址	台灣台北市 10556 八德路二段 410 巷 5 弄 1 號 2 樓
網　　址	http://www.stpa.org
電 子 信 箱	stpa@ms22.hinet.net

責 任 編 輯	臺安醫院健康事業發展部蕭若妍／時兆出版社由鈺涵
美 術 設 計	邵信成
法 律 顧 問	宏鑒法律事務所

商 業 書 店	總經銷──聯合發行股份有限公司　Tel:886-2-29178022
基督教書房	總經銷──0800-777-798
網 路 商 店	http://www.pcstore.com.tw/stpa

I S B N	978-986-6314-40-7
定　　價	新台幣 240 元
出 版 日 期	2013 年 9 月 初版 1 刷